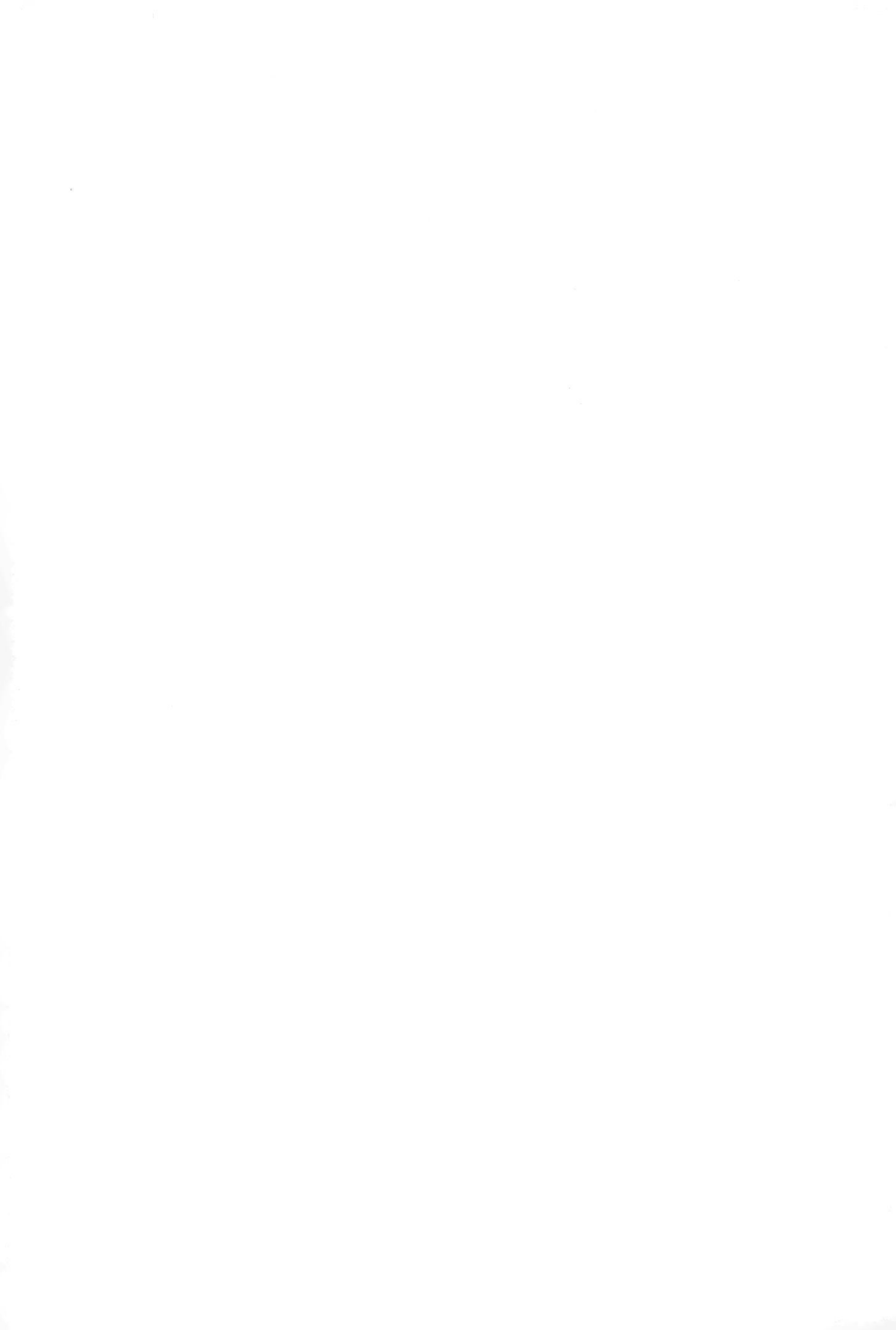

身体へのまなざし

ほんとうの看護学のために

阿保 順子

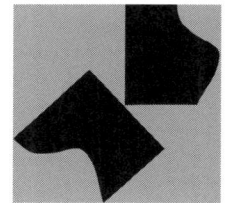

すぴか書房

Japanese Title : Shintai heno Manazashi ; Hontō no
Kangogaku no-tameni
(The Body ; Toward a Mind-Body Theory of Nursing)

Author : Junko ABO

©1st ed. 2015

Spica-shobau Publishing Co.
Rainbow-plaza602,2-6,Honchō,Wakō-shi
Saitama,351-0114,Japan

はじめに

　身体への関心のはじめは、患者さんからにじみ出ていた儚さであった。はるか昔、新卒の看護師として配属された結核病棟での出来事が記憶に刻まれている。

　Mさんは文学青年ふうの華奢な男性患者であった。血痰が続いていたため、床上安静で過ごしていた。ベッドの右わきには床頭台、左わきには吸引器が置かれた。まさかの喀血に備えてのことである。私はその日、先輩看護師からMさんの状態が落ち着いているから吸引器を片づけるように指示された。いつも物静かなMさんであったが、その時もすんなり「お願いします」と返事をされた。夕方、ナースコールがあり、トイレに駆け付けると、血まみれになったMさんがそこに倒れていた。私は泣きながら、固まった血液を手で掻き出していた。

　Mさんが亡くなったあとしばらくしてからである。静かに「お願いします」と言った時のMさんの表情が私の頭に自ずと浮かぶようになった。その日に喀血で亡くなったという事実を思えば、彼の表情に私は何かを予感したのかもしれない。それに言葉を与えるとすれば、「儚い感じ」とか「不安を思わせる」などという表現になるだろう。予兆を読み取れなかったことに悔いが残ったというのとは違う。私が思ったのは、その時には意識していなかった彼の表情が、なぜ、後になって思い起こされたのだろうかということであった。

　その時点、その場面での彼の物腰や表情を、たしかに私は目撃していた。だからこそ、それらを思い起こすことができたの

である。しかし、はっきりと思い起こされたのは彼が亡くなった後なのであり、それまでは意識の下に沈んでいたのだと思う。彼の死という傷ましい事態、私にとってもショッキングな出来事が引き金となって、いつのまにか意識の上にのぼってきたと考えられる。それはつまり、意識にはのぼってこなくても、私の意識下にはさまざまな記憶が刻印され堆積しているということではないか。

　Mさんから漂ってくる空気は儚さであった。こういった空気、雰囲気、気配はうまく表現できないのであるが、たしかに立ちのぼってきて、そこに漂っている。それは観念ではない。実感と言えるほどに濃くはないが、その時点で何かを察知しているのである。

　薄く、微かに立ちのぼってくる気配が何なのかはわからないが、私がそれを体験しているのは事実である。こういった類の言葉では説明できない事態は、日常の生活の中でもよくあるのではないだろうか。私たちは言葉で説明できる以上のことを感覚しているということを、体験的に知って★1いる。

　あの時のMさんの表情が何を意味しているのか、私には今もはっきりと説明できない。言語化された意味としてとらえられたとき、その記憶は私の経験ファイルに収まって「思い出」と

★1　体験的に知る
体験的に知っているということは、覚えるとか、考えるとか、「頭でわかる」という知り方ではない。概念的にとらえる以前の段階、言いかえれば、はっきりとは対象化できない現象なり事態に立ち会ったという事実だけを指している。事態の意味が明らかになるのは事後である。そのとき、体験は言葉になって実感が増幅され、概念的に認識される。認識されたことは頭で考えられて、説明可能な知識となる。

なるのであろう。しかし、そのように想起される思い出だけが記憶ではない、ということを言いたいのである。その時、その場で身体に感じ取られたことのすべてが刻印されていると考える。つまり、「身体記憶」とでも言うべきものが想定されるのである。

　そうした記憶は意識が目覚める以前、究極までさかのぼれば発生の原初にまで及ぶであろう。発生の原初は未分化な１つの全体性である。頭でも体でもなく環境に反応しつつ生命現象を営む存在である。やがて人間は成長・発達とともに感覚を分化させ、時間性、空間性を伴う意識を獲得し、自分の・からだ・をも対象的にとらえることができるようになる。そうして私たちは意識的に生活を営んでいるのであるが、生きている以上、原初以来の全体性を保持しつづけているに違いない。ふだん意識にのぼることはなくても、潜在しているのは確かなことのように思われる。

身体という言葉
　いま上で、私は「身体」という言葉を意識して使った。それは観念的な思考の対象となる「人間」とも違うし、解剖生理学の対象となる生物的な「人体」とも違う。それらを含んではいるけれども、それらに還元して説明することのできない体験というものがあり、それをまさに・体験している「からだ」がある。私たちはさまざまな現象を体験している。そうした体験が成り立つ場所、あるいははたらきは、単なる感覚でもなければ、認識する脳でもない、それ以上のもの、すなわち私の全体性としてとらえるしかない「からだ」である。「これ」として明確に対

象化できないが、私はそのようなからだを持って生きている。

　こう考えてくると、一言で「からだ」と言っても、とらえ方によって意味するものは同じでないことがわかる。そこで、体験している主体の全体性をとらえて論じようとするとき、私は「身体(しんたい)」という言葉を使いたいと思う。身体はすべての意味を包摂して生きている存在である。

　話を元に戻そう。私にとってのMさんの記憶と同じようなことは、日常的に多くの看護師が体験していると思う。しかし、このような体験はこれまでまともに取り上げて論じられることはなかった。非科学的な関心とみなされ、たとえ取り上げられたとしても、神秘的な現象であるかのように、「虫の知らせ」だとか「霊感の強い人がいる」などといった常套句で済まされてきた。確かに起こっている現象であっても、測定不可能な事態は科学の対象外とされ、学問の埒外に置かれてきた。その結果、私たちが学習するのは、解剖生理学的、病態生理学的な知識によってとらえられた「人体」の構造と機能に限定されている。

　看護学は医学とは別の独立した学問だと言われながら、私たち看護師にとっての身体は医学的知識がすべてであった。それしか教育されてこなかった。その結果、西洋近代の医学・生物学的な身体像しか獲得してこなかったのである。

　看護学という学問の存在が主張され、受け入れられて、今やそれは自明のことのようである。看護学を教授する大学も増え続けている。そして、看護師になるには看護研究が必須とされている。

看護学は科学である、あるいは、科学でなければならないという「常識」が疑われたことはない。そもそも学問とは何か、科学とは何かが問われることなく、その常識に寄り掛かっている。しかし、私には、科学的で「なければならない」という当為が先走るあまり、看護学の幅を狭めているように思えてならないのである。

　看護は人間的な営みとして行なわれてきたのであり、それを学問の対象とするのであれば、看護学は何よりも実践の学でなければならない。もちろん、科学的探求を否定するわけではない。実践に発し、実践に寄与するという本質に立ち返って、看護学そのもののあり方を問い直してみたいのである。

　科学的に集めたデータを分析し、理論化を図るだけの学問を実践の学と呼べるだろうか。一般に、抽象的な理論を具体的な実践に移せば、よい実践ができると考えられているようである。しかし、それでは実践は「あてはめ」であり、「型どおり」の技術が見られるだけであろう。

　すぐれた実践は、おそらく、型どおりの技術を型どおりに行なう次元を超えて行なわれている。また、すぐれた看護技術はすぐれた・看・護・の実践として行使されるべきものである。すぐれた看護実践とはどのようなものであるのか。実践そのものに目を向け、その実相を描き出し、構造を解き明かす看護学が必要である。

　このように考えてくると、看護学の基盤となるべき知識体系（基礎学）の貧困、あるいは未熟さということに行き着く。たとえば、技術学（論）である。技術といえば、目にするのは科

学的測定によって効果を検証する研究ばかりである。その背景には、看護技術を工学的な機械技術と同一視した技術観がある。こうした技術観の果てにイメージされるのは看護ロボットであり、看護の自動化（オートナース）であろう。

　しかし、臨床で営まれている看護の実際は、対象との相互的な関係である。その関係性の実態と本質を解き明かすことこそ看護学の第一義的な課題なのではないだろうか。もし、そうした関心を「科学的ではない」として放棄するならば、看護学は存在意義を失う。独立した学問のアイデンティティーを持てずに、医学を補完する役割か、他の学問の応用分野、あるいは、せいぜい行動科学の一領域といった位置づけに甘んじることになるだろう。

　看護は相互的なものである。対患者さんとの間で繰り広げられていく。言葉にはならない、測定できない多くのことが生起している。間（あいだ）で生起する看護の営みを解明するには、医学・生物学に依存した知識では不十分である。エビデンスがないと言われる事柄は、エビデンスにするための方法がないだけのことである。それは測定できないからエビデンスにはならない、非科学的である、科学的な事実以外は認めないというのでは、今日的な言葉を使うなら、科学"原理主義"と呼ぶべきではないだろうか。

　看護は身体的な相互交流としてさまざまに経験されている。経験しているというその事実がもっと大切に扱われてしかるべきだと思う。経験を意識するのは当事者の主観でしかないが、私たちは、主観的な経験を主観的であるがゆえに排除するので

はなく、自らの事実として語る必要がある。そうして語られた主観的事実の多くは、同じような臨床の場で経験を積んでいる者にも了解されるであろう。となれば、それは客観的事実に準じるものとして考察の対象となるし、看護学として追究されるべきであると考える。それは、経験に照らして納得し、理解を深める看護学であり、また、すぐれた技術の本質を解明し、よりよき実践へと導く看護学である。

　体験について冒頭に述べた、言葉になっていない身体記憶のレベルにまで探求の目を向けるなら、私たちにはまだまだわかるべきことがたくさんあるように思える。逆に考えれば、身体は、看護学にとって豊かな資源となるに違いない。私は、身体論を看護学の基礎学として極めて重要な位置を占めるものと考えている。身体論的な理解と、研究の発展によって、私たちは実践の新たな可能性を見いだすことになるかもしれない。そのことは、看護の営みをより豊かにすると思う。

　私はこれまで精神障害者や認知症の人々を通して、あるいは基礎看護技術、とくに看護手順とはなんぞやについて考えるなかで看護における身体論の不在に気づき、自分なりに考察を続けてきた。本書はそういったこれまでの考察を踏まえながら、看護における身体の見方を広げ、深めることを意図したものである。原稿の多くは、これまでに発表した論文や記事を加筆、改稿したものである。

　副題を「ほんとうの看護学のために」としたのは、大上段に振りかざしすぎかもしれない。もちろん、今の看護学が嘘だとか偽物だとか言いたいのではない。控え目に「もうひとつの看

護学のために」という表現のほうが妥当であろう。しかし、あえて自分の主観的な動機を励ますつもりで、そのままにした。

　私自身のほんとうの関心にしたがうことが、看護学の可能性をひらくことにつながるという確信だけはある。この「はじめに」にはそれを書いた。

　　　　　　　　　　　　　　　　　　　　　　　　著者

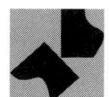 **身体へのまなざし** ほんとうの看護学のために
目 次

はじめに 3
> 身体という言葉 5

第1章　身 体　からだでもなく、こころでもなく 17

1. 日々の暮らしのなかで　17
> 科学が説明してくれないこと　17
> デジャ・ビュ déjà vu　19
> 「えもいわれぬ」感覚　20
> 読書の醍醐味　21
> 当たり前が当たり前でなくなるとき　22

2. 病気体験のさなかに　23
> コントロールの及ばないからだに恐怖する身体　23
> ケアする手は身体の境界を越える　24
> 希望をもたらす言葉　25

3. 自分とは？　私が私であることの不思議　27
> じっと手を見る　27
> 解 離　28

4. 患者さんの自殺にまつわる体験　28
> 予 兆　28
> 「事後」にしかわからないこと　29

徴候・予兆と予知とのあいだ　30

第2章　身体の底をみる
　　　　　重度認知症患者の行動観察をとおして ……… 33

1. 原初的身体　33
　　　言葉と身体　33
　　　「さわる」という行動の意味　35
　　　感動する身体　37
　　　相互依存的な身体　38

2. 身体の所有　自分の体を自分のものと感じとること　39
　　　ヒトから人間になる——自己の成立　39
　　　自分から離れてしまう身体　41
　　　　自他の区別がつかない　41
　　　　一体感の喪失　42

3. 還っていく身体　身体の内閉化　43
　　　見当識障害の進行——発達過程の逆をたどる　43
　　　　過去に覆われていく会話　43
　　　　発達の初期段階に還っていく言葉　44
　　　自己接触行動　46

4. 徘徊の理由　47
　　　なぜ歩きはじめたのか　47
　　　未知なる世界の入口に立つ不安と恐怖　48
　　　還るべき場所　50

第3章　身体の変容
　　　　　精神病を患う人々が経験している身体 ……… 53

1. 看護師の実践を導く患者理解を求めて　54

2. 自他を区別する境界線　自己が存在するための絶対条件　55

　　ほどよい自我　56
　　　◆自我　56
　　脆弱な自我　57
　　統合失調症急性期の人々の精神構造　58
　　　◆ホメオスターシスの崩壊　60

3. 自己が霧散してしまった身体　61

　　患者が語る発病時の身体　61
　　自分と周囲環境が逆転する　63
　　感覚の異常　64
　　時間が「乗っ取られる」　66
　　急性期を経過すると　67

4. 未分化な身体への逆行　68

　　　◆孵化する前の状態　69

5. 統合失調症急性期の看護　70

　　保護膜という考え方　71
　　　外側に保護膜を張る　71
　　　保護膜をはぎ取らない　71
　　　保護膜が張られていくことを妨げない　72

第4章　看護技術と身体　73

1. 相互浸透する身体　73

　　清拭する手の力　73
　　能動と受動の反転　74

2. 看護技術と看護師の実践　75

　　技術はどのように発揮されるのか　75
　　適用の背後にあるもの　77

3. 看護手順 79
  作法の意味 79
  順番のみの教育 80
  かつて、看護技術には思想があった 80
   国分アイのナーシングアート 81
   大関 和の実地看護法 83
  非侵入的に接近し、非侵襲的に触れる 84
  気づかい 85

4. 実習の意味 86

5. 技術の修得 87
  反 復 88

第5章　関係としての身体
身体の重層性、全体性、現場性 …………………91

1. 身体の重層性
意識的身体、オノマトペ的身体、原初的身体 91
  意識的身体——身体の表層 91
  オノマトペ的身体——身体の中間層 93
  "領域"を持つ身体 94
  病気における身体の異変 95
  「触れる」ということ 96
  時間の拡張——現在としての過去 98
  原初的身体——身体の基底層 99

2. 身体の形成　歴史が刻まれていく身体 101
  発 生 101
  発 達——意識される身体 102
   社会によって、時代によって変容する身体 102

「こころ」と「からだ」に分かれた身体
　　　　　　　　　　　──身体の再所有　104
　　　老いの進行と身体──還っていく身体　105
　　　見方を変えると見えてくること　106

3．間身体的な現象　108

4．身体の全体性　110
　　　階層構造の理解の仕方　111
　　　看護技術の全体性　112

5．見えるということの関係性　113

6．身体の現場性　115

第6章　身体の理論と看護学 ……………………119

1．身体論的な見方とは　119
　　　看護理論における身体論の不在　119
　　　なぜ身体の現象に目を向けるのか　120

2．さまざまな身体論　122
　　　人間とは何かという問い　125

3．高度な看護実践能力を身につけるために　126
　　　専門看護師にみる実践力　126
　　　CNS教育と看護学　127
　　　臨床で発揮されている看護師の実力　129

第7章　身体の生成、認識、つながり (インタビュー)
　　　三浦雅士　聞き手：阿保順子 ……………………131
　　　はじめに　132
　　　身体を〈意味〉でとらえるまで　134

ウチとソト　138
「ウチとソト」の反転、人間の不思議　143
自己像の形成と再所有、身体を手がかりに　146
きれいと汚い　153
看護師の「ウチとソト」　158
「体に聞く」という技術　162

あとがき............165

第1章　身　体
からだでもなく、こころでもなく

　まずは、もっとも身近な経験から述べることにしよう。看護師でもある一人の生活者としての私が日常的に体験している[★1]からだの不思議についてである。

1. 日々の暮らしのなかで

科学が説明してくれないこと

　「もう寝よう」と思って蛍光灯を消す。目をつむる。なにかが眼の中に残っている。蛍光灯の残像である。目を閉じても網膜に残像が映っている。実際には目の前にないものが見えているという、その事実を私たちは当り前のように思っている。"残像"として科学的に説明されていることで納得しているのであ

★1　体験と経験
体験と経験の意味をここでは以下のように考える。両者は身体と現実（リアルな世界）との直接的な接触という点では同根である。体験という言葉は、「そのとき」という一回性や個別性を含意して使われる。経験は、それらの体験が蓄積されるなかで意味づけられたもの。「・・・・」という経験は、説明することによって一般的な了解を得ることができる。

る。その一方で、幻覚は異常として認識される。目の前にないものが見えているのは幻であり、その理由は科学的には説明されていないからである。アルコール依存症の患者さんが、実際には存在しない虫が体を這い上がってくるとおびえる。レビー小体型認知症の患者さんが、あそこに子どもがいるからと手招きする。私たち看護職も、それらは病気の症状であるととらえているはずである。目の前に実在しないものが見えることはない、というのが科学的立場である。だから、それは科学的に説明されることはなく、脳内の異常として説明される。なぜ、その人には、実際には存在しないものがそのものとして見えるのか、現象の背後にあるはずの理由について、科学は説明してくれない。

　同じことは聴覚についても言える。気になることがあり、携帯電話での知らせを今か今かと待っている。実際には鳴っていない着信音が聞こえたような気がして何度も携帯電話を開いてみる。都会の喧騒から離れて静かな田舎のバス停に降り立つ。一瞬、音が消えたような感覚に襲われる。しばらくその静寂の中にたたずむと、やはり頭の中で車が通り過ぎる音が鳴り響いているように感じる。田舎生活に慣れ親しんでいると、車の音から解放される。すると今度は、眠る前のしーんとした暗闇の中で、何かしら、宇宙の音かと空想してしまうような音が聞こえてくる。静寂音とでも命名できそうな不思議と静かな音である。さらに言えば、誰とも会話することなく日がな一人で過ごしてしまったその夜に、「でもね・・・」と独り言をつぶやいている自分にはっとすることがある。頭の中で誰かと会話しているのである。その時、相手の声は頭の中にあり、それに対し

て声を出して答えている自分がいるのである。こういった状態は精神医学用語で「対話性幻聴」と呼ばれる。もちろん、精神医学的にはある文脈の中に置かれた際にこう呼ばれるのではあるが。こういった体験は決して私だけのものではないであろう。日常的過ぎて、当たり前すぎて、ことさらに取り上げられないだけである。

デジャ・ビュ　déjà vu

　人が何かを思い出すのは、記憶にあるからだと考えられている。そして、記憶は記銘、保持、想起からなると説明されている。しかし、何かをきっかけにしなければ、思い起こされない、つまり想起できない。それでは、その何かのきっかけとはなにか。それは具体的な出来事であったり、人間の五感、とくに、聞いたことがある音や声、見たことがある風景などである。時には、五感が総合的に合体され、タイムスリップしたような懐かしさや、いつ何であったかは思い出せないのに、過去にも同じような体験をしたことがあると思わせる不思議な感覚におそわれることもある。いわゆるデジャ・ビュ（déjà vu、既視感）である。

　デジャ・ビュは、風景を構成しているパーツの1つ1つを過去と照合しても、また、1つを取り上げてそれにまつわる過去の記憶を総動員してみても、それだけでは起こり得ない。つまり、意識的には想起できないのである。

　しかし、デジャ・ビュもある種の想起であることには違いない。それに関係しているのは、意識下にある情動的な記憶に張り付いている当時の気分の総体なのであろう。ノスタルジック

な懐かしい記憶、セピア色の甘やかな記憶、そして忘れていたかったおぞましいほどの記憶だったりする。そうした気分は「見た」こと「聞いた」こと、すなわち感覚的事実（知覚）以上のものであって、明確には意識化できない身体全体で感じとられたものである。それを「身体経験」と呼ぶとすると、私たちは生活していくなかでさまざまな身体経験の記憶を重ねていると考えられる。

　デジャ・ビュとは、その身体経験の記憶がよみがえることによって再現された身体感覚[★2]を味わうことのように思われる。

「えもいわれぬ」感覚

　科学的にはとらえがたく、多くは語られることのないのが触覚の記憶である。視覚の記憶の多くは時の経過とともに鮮明さが薄れていく。その時はリアルにとらえられていた人間の表情やしぐさは、記憶の中で次第に写真の中でほほ笑んでいる顔に取って代わられていく。写真の中の顔こそが亡くなった人の顔になっていくように思う。しかし、今はいないその人の、手の柔らかさや滑らかさといった一言では言い表わせない「えもいわれぬ」肌ざわりは、なぜか残っている。視覚の記憶より触覚のそれの方にリアリティが保たれているように思う。

　しかし、触覚の記憶は、いま記したように「えもいわれぬ」という表現しかできない肌ざわりの総体である。しいて言葉を当てるとすれば、たとえばフンワリとかスベスベ、反対ではザ

★2　身体感覚
身体がリアルな世界との接触面において感じることの全体、すなわち体験や経験に伴う「感じ」である。五感に代表される知覚的な要素とは別に、全体性としてとらえるしかない。

ラザラ、ゴツゴツである。亡くなった私の母の手に関する記憶を言い当てるとなれば、サラサラとヒンヤリとプニョプニョを合体させたような感触である。こういった擬態語（オノマトペ、onomatopée）は言葉の一歩手前にある表現である。その感触の奥を探っていけば、そこにはその人特有の体温や手が放つ表情、さらにはその人自身の来し方までを感じとれるように思う。

読書の醍醐味

　日常的過ぎて、意識に上らないことは多々ある。たとえば、私は読むことが好きである。小説を手に取ることが多いが、ノンフィクションも好きだ。短歌や俳句、川柳も好きである。休みの日になると無性に何かを読みたくなる。そして日がな読書に浸る日々が続くと、今度は、なんで毎日こんなに退屈なんだろうとも思う。矛盾しているようだが、人間の感じ方としてはそれが当たり前なのかもしれない。

　静穏と刺激はワンセットなのである。小説を読んでいるとき、また読んだあとも、なんだか気持がしーんとしている、あるいはしーんとしてくる。一方、短歌や俳句は、ものによるのだろうが、何度も繰り返しそらんじていると気持ちがざわついてくる。そのうち昂ぶってくる。この違いはいったいなんなのだろう？　私は、小説を読んでいるとき、何を言いたいのだろうかと考えて批評を加えたり解釈するというようなことを一切しない。そのまま読み、味わう。短歌や俳句もそうである。背景にあることには頓着しないし、知ろうとも思わない。

　たぶん、私は意識的に物事を考えながら小説を読んでいるのではないのである。読みたいという気持ちは意識の下で生じて

いて、それに促されて読書に浸るだけのことだ。いみじくも「味わう」という言葉を使ったように、読書は知識欲にかられたり思考の糧として必要だから読むのとは違う。だから、気持ちがしーんとするとか、ざわつくという静穏と刺激をそのまま感受している。それが読書の醍醐味なのだと思う。そして、そのような身体のありようが一種の休息を与えてくれる。

当たり前が当たり前でなくなるとき

　日々の暮らしのなかで、私の身体は科学的には説明しきれない多くの不思議を経験している。また、自分の行動をかえりみても、理屈では割り切れないことのほうがむしろ多いように思う。ふだんの私たちはそれを当たり前のこととして生活している。そんな当たり前が当たり前にできなくなったり、体のどこかがいつもと違うと感じたとき「おかしい」と思い、病気を疑うことになる。

　私たち看護師は、どこそこが痛い、苦しいと、いつもと違うことを患者さんから訴えかけられる。その時、その患者さんの「当たり前のこと」をどれだけ知っているだろうか。当たり前を形成している身体の現象にどれだけ通じているのだろうか。

　人にはそれぞれ、その人の当たり前がある。その当たり前を当たり前として生きている身体は、生物学的にとらえられる肉体をはるかに超えた全体★3である。

★3　全体
ここでは、全体という言葉を全体論（holism）の考え方にのっとって使用している。人間の自然も1つ1つの要素や部分を機械的に加えただけでは説明できないことが多く、それらを加算した以上の存在であると考える。すなわち、部分や要素の総和でなく、全体性としてとらえた、その全体である。それに対して、全体を要素に分けて説明する考え方が原子論（atomism）である。

2. 病気体験のさなかに

コントロールの及ばないからだに恐怖する身体

　眼の奥、頬の奥底のあたりが重苦しい。また、あの激痛が走るかもしれない。怖くて読んでいる本の活字を追うことをやめる。三叉神経痛の連続発作に見舞われたあと、またいつ起きるかもしれない発作の恐怖におののいていた時の体験である。

　身体の記憶のようなものが恐怖を呼び、見るという行為を中断させる。私のからだはもはや私のものではなくなっている。自分のコントロールが及ばないからだを抱えることは恐怖である。その時、私はまさに恐怖する身体になってしまっていた。意識の上で、体の回復力を疑っているわけではない。風邪をひいても熱はいつかおさまる。回復をもたらす機制についての生理学的な知識もある。体験的にもそれを事実として信じているのであるが、しかし、発作時に襲った得体のしれない痛みというものは、私の身体の奥底に浸透し、恐怖となった。

　いつまた起こるのか、起こったらいつおさまるのか予測できない。「大丈夫、心配はいらない」と保証してくれるものが何もない状態をどう表現したらいいのか？　それまでの私には体験的にも知識としてもまったく未知の領域なのであった。

　患者をこのような状態に陥らせる痛みというものを、看護師はどこまで理解できているのだろうか。それは「痛みの尺度」で計れるものなのだろうか。

ケアする手は身体の境界を越える

　当時の状況をもう少し詳細に述べてみよう。まずは外来での話である。三叉神経痛の連続発作でパニックになっていたとき、外来にがんのCNS（Certified Nurse Specialist, 専門看護師）が呼ばれたそうである。CNSのケアはすばらしかった。鎮痛剤の投与のあと、痛みはおさまったような気もするのだが、痛みの余韻なのか、また襲ってくるのではないかという怖さなのか、自分でもどちらなのかわからないまま、ただ唸り声をあげていたと思う。その間、CNSはひたすら頭部のマッサージをしてくれていた。マッサージが気持ちよかったのかどうか、それはよくわからない。しかし、人の手が当たっている、それだけで痛みが緩和されていくような気がした。自分では抱えきれないこの痛みを、CNSの手が持ち去っていってくれるような気がしたのかも知れない。私はまったくの依存状態であった。

　その後、病室へ移動することになった。他の看護師は車いすを持って来ようとした。私は怖かった。仰向けの状態から頭を持ち上げることさえ怖かったのである。かすかに「いやだ」と言ったのだと思う。するとCNSは「そうだね、頭を持ち上げるのが怖いのね」と言い、ストレッチャーに変えてくれた。そして、ストレッチャーに乗っている間もそのCNSはずっとマッサージを続けてくれた。

　病室に着くと、バイタル測定やら点滴が始まり、私はいつのまにか眠りについたようである。目を覚ましたとき、不安が襲ってきた。またあの痛みが来たらどうしよう。すでに準夜帯に入り、看護師は交代していた。CNSはいない。当初の痛みは

おさまっていたが、これからの長い夜、痛みが来たらどうしようと準夜帯の看護師に訴えた。看護師は「眠剤が出ていますから」と言う。眠れば本当に痛みはこないのか？　眠剤だけで眠れるのか？　不安は大きくなって、「痛みが来たときにすぐおさまるような鎮痛剤の注射はあるのでしょうか」と聞いてみるが、「眠れば大丈夫ですから。さあ、飲みましょう」という返答である。安心感を与えるような柔らかい物腰や言い方ではあった。しかし、私には、その看護師との距離がとても遠く感じられた。眠剤を飲まされた後、彼女は「痛くなったらいつでもナースコールを押してください」とやさしく言って部屋を出て行った。しかし、あの痛みが来ない保証は何もない。痛みが来ても鎮痛剤はない。またパニックになりそうであった。

　その時の病院の実情は想像がつく。医師はもう当直の医師しかいない。医師に患者の不安を相談し、眠剤以外の処方をしてほしいなどと言える環境ではなかったのだと思う。幸いにも、その眠剤はよく効いた。結果 OK ではあった。

　自分では抱えきれない痛みがある時、患者は誰かに依存するしかない。先の CNS は、手を通じて、依存する患者を全面的に受け入れようとしたのだと思う。マッサージであろうがなかろうが、とにかく彼女の身体が自他の境界を越えて私の痛みを持ち去ってくれたのである。看護師の手は身体的境界を越えた「ケアする手」であった。

希望をもたらす言葉

　同じことは言葉についても言える。優しい言葉や声がけは大事である。しかし、その言葉が患者から「遠い」ものであって

はならない。患者の中に入り込み、患者一人では抱えきれない苦痛に応えるものであってほしいと思う。患者に安全感と安心感を保証するためには、願わくば「痛い時には注射の指示がある」と、あのとき言ってほしかった。

患者が"あのひどい痛みがまた襲ってくるのではないかという恐怖"におびえているならば、それを取り去るあるいは軽減するのが看護である。患者の中に入り込み、その恐怖を持ち去っていくような言葉とはどのようなものであっただろうか。

根拠もなく「大丈夫、もうあんな痛みは来ないから」では取り去れない。その痛みは直近の身体の記憶として生々しく残っているのである。それを持ち去っていくには、起こったとしても、すぐにその痛みを消失させることができるという「希望をもたらす言葉」が必要である。たぶん私が「注射の指示がある」と言ってほしかったと思ったのは、その希望によって恐怖が和らぐと感じたからであろう。その言葉によって恐怖は希望に置き換えられる。痛みの恐怖のただ中にある患者は、希望に置き換わる言葉を必要としていたのである。

看護師には客観的に考えれば架空であっても、患者の内部に一歩入り込めていたなら、患者の切実なニードに「言葉」で応じることができたかもしれない。患者にとってその言葉は、架空の無責任な安請け合いではなく、実在する希望として、一時の平安をもたらすケアの力を発揮することになる。看護師は、患者との会話においても自他をへだてる境界を越えていかなくてはならない。

看護の原初は手当てにあると言われる。それがケアとなるのは、看護師の手が個と個の身体の境界、そして言葉という虚と

実の境界を越えて作用するときである。よく言われる、患者に「寄り添う」というあり方も、このような看護的コミュニケーションの問題としてとらえなおすことができる。

看護の言葉は単なる客観的情報の伝達手段ではない。虚と実の境界を越えて、その人の身体に発するニードにふれるものでなければならない。

3. 自分とは？ 私が私であることの不思議

じっと手を見る

入院していると時間を持て余す。自分の意思でというわけではないが、自分の手をじっと見つめたりする。自分の手は以前からこういう手だったのだろうか。いつの間に指の関節にこんな皺が寄ったのだろうか。還暦もとうに過ぎ、目の前にあるのはたしかに老人の手である。だが、それが自分の手であるという事態が何やら不思議に思われるのである。

朝の洗顔が終わると、普段は次の行動へと流されていくために見ることもない自分の顔、鏡の中の自分の顔をじっと見つめていたりする。映っているのは「私」だろうかと疑ってしまう。

私の体の一部である顔面という物質なのか。いやそうではない。映っていてもいなくても、ここには顔面という物質とは別の「私」という存在がある。なんだかとても不思議な感じにとらわれる。若いころの自分の顔とはずいぶん違ってしまっている。しかし、私はずっと「私」であり続けている。肉体は変化しても自分であることは変わらない。自分と体とは離れている。

その自分は観念的な存在である。観念は脳のはたらきが生み出したものであろうが、対象的な何をもって「自分」を認識しているのであろうか。

解離

私は、私という身体的な全体として了解するしかない。私が私であることを科学的に証拠立てようとすると、途方に暮れるしかないのではなかろうか。そして、客観的な認識に頼ろうとすればするほど、私が私であるということが自明ではなくなってしまう。たぶん、こういった状態の延長上に精神医学で「解離」と呼ばれる現象が生じてくるのであろう。

ふだん、健康に日常生活を送っている時には、私は疑いもなく私であり、身体的な一体感に満たされているのであるが、実はそうした身体感覚の「正常さ」は、そう強固に安定したものではないのかもしれない。私も、上に述べたような強烈な病気体験や入院生活を送ることがなければ、こんなことを考えることもなかったであろう。

4. 患者さんの自殺にまつわる体験

予兆

A子さんの自殺は衝撃的であった。A子さんは境界性パーソナリティ障害と診断されていた患者さんである。境界性パーソナリティ障害が急激に増えてきたのは、日本では1980年代である。A子さんは若くて、身体能力も知的能力も高い優秀なス

ポーツ選手であった。国際大会に出場することになり、周囲の期待に応えるべく必死に練習を続けてきた。そんななかでの入院であった。入院生活は短期間で、退院後は外来治療へと切り替えられていた。

　その最初の受診日であった。朝、車で職場に向かっていた私は、対面から歩いてくるＡ子さんと目があった。彼女はニッコリ笑って手を挙げた。私も「あっ！」と思って手を振り、ブレーキをかけて速度を落とした。速度を落としはしたが、車はあっという間に彼女から遠ざかった。その時、私の頭の中でだったのか、実際に目に見えたからなのかは定かではないが、彼女のニコッと笑ったあとの顔が、コマ送りのように何度も何度も浮かんできた。えもいわれぬ、寂しそうな、悲しそうな、儚いような感じの顔だった。なんだかとても気になった。そのまま職場に直行した私は、Ａ子さんが受診した直後に屋上から身を投げたことを知るのである。

　彼女の中で何が動いたのかよくわからない。亡くなったことだけが事実である。しかし、あの時の彼女の顔は、尋常ではない何かを伝えていたように思う。予兆だったのだろうか。

「事後」にしかわからないこと

　似たようなことがそのあとにも起こった。学生の精神看護学実習指導をしていた時のことである。Ｂ子さんという中年にさしかかった女性の患者さんを学生が受け持っていた。身体疾患由来の精神病であったと記憶している。朝、そのＢ子さんが午前中に退院することが申し送られた。いつものように患者さん一人ひとりにご挨拶にいき、学生と当日の実習内容の打ち合わ

せをした。そのとき、私はB子さんの受け持ち学生に言っていた。「B子さん、退院するからかな、不気味なほど明るいね」と。なぜ「不気味なほど」などと形容する言葉をつけたのか？ とくに意識して言葉にしたわけではない。

B子さんは、退院したその日の夕方、自宅の納屋で首を吊って自殺した。知らせを聞いて愕然としながら、朝、私は確かに「不気味なほど明るい」と感受していたのだということを、はっきりと自覚した。それは、私の全身で受けとめた身体的知覚というべきものである。しかし、どうして、その時そう感受した根拠を探そうとしなかったのだろう。とても悔やまれる出来事になってしまった。

看護の世界では、患者さんから発せられる徴候を自殺のサインと呼んでいる。前もってその兆候をキャッチすることが大事であると。私もそう思っていた。しかし、こういった兆候は、いつも事後にしか思い起こせないのである。少なくとも私は、事前に兆候をとらえて適切に対処できたと報告できる事例を持たない。だから、似たようなことがあったとしても、当然「見のがす」ことになる。そうして事後に「予兆」を知り、看護師は自分を責める。「どうして気づいてあげられなかったのだろう」と。そのことの矛盾に、当時の私は気づいていなかった。

徴候・予兆と予知とのあいだ

一般に、徴候や予兆を把握できれば予知することができると考えられている。

先に私が学生に向かって話していた言葉は、結果的に、私が感じ取っていた患者さんの自殺の徴候を告げるものであった。

患者さんから発せられる具体的な言葉やいつもと異なる行動である場合、たとえば、他者との連絡をいっさい絶ってしまうように携帯電話も身分証明書など何も持たずに外出したという事実は危険な徴候として意識される。あるいは、そういった具体性は持たなくても、患者さんが死を覚悟したときの透明な感じとか、しーんとした感じとか、確とした言葉としては言い表わせない何かを感じて、看護者は「危ない」と思う。

しかし、そういった事実や感じがあれば人は必ず自殺するとは限らない。つまり、徴候は実現するとは限らないし、起こらない保証もないのである。その意味で、徴候や予兆はエビデンスとしては弱い。むしろ、それらは当たらないで、実現しないでくれたほうがハッピーなのである。

それに対して、予知は起こり得る事実を確定しようとする。確率の高い条件を重ねていって危険要因をあげ、それら危険要因を１つ１つつぶしていって、安全性の確率を高めるのがリスクマネジメントである。予知は、こういった科学的アセスメントという科学主義に拠っている。それで取り逃がしたものがすなわち「想定外」という言葉で説明されるのである。

災害を未然に防ぐために地震予知、火山の噴火予知、津波の予知など、科学へ寄せる期待は大きい。いつかは地震も科学的に予知できるようになるかもしれない。しかし一方では、予知できないと言う科学者もいる。科学者ゆえに科学的な追求の限界を知るということもあるのだ。少なくとも現段階では、予兆はつかまえられても、予知には遠いのである。

予兆ははあてにならない。いわんや、身体が感受する予兆は「虫の知らせ」なのである。そのような第六感は非科学的なも

のとみなされ、予知にはつながらないと考えられてきた。しかし、予知できないことに対して、私たちは「なすすべを知らない」でいていいのだろうか？　内田樹は、万が一の危険を孕む職場には第六感のような能力を持つ人間を配置すべきであると言う（第13回日本赤十字看護学会での特別講演,2012.6.17）。第六感にすぐれた人というのは、たしかにいるように思う。巫女のご託宣、青森のイタコや「カミさま」という民間信仰、沖縄のユタなどの霊的能力と考えられ領域の一歩手前に、第六感を人間の身体能力として位置づけることができるのではないだろうか。

第 2 章　**身体の底をみる**
　　　　　重度認知症患者の行動観察をとおして

　認知症はここ 20 年来取り組んできた課題である。私は、認知症のケアをどうしたらいいのかという目的意識を持って認知症研究に取り組んできたわけではない。ひたすら、彼らが繰り広げる生活世界に魅了されてきただけである。その世界は「せつない」だけではなかった。不謹慎と誇られるかもしれないが「面白い」世界であった。人は何度でも生き変わることができる。人は世界を創造していく。その鍵は身体にあった。

　ここでは、重度認知症の患者さんたちの行動観察をとおして見えてきたことを述べる。それは身体の原初的なありようであり、その所有をめぐって現われる彼らの自己であった。そして、彼らの退行していく行動を「還っていく身体」として考察する。

1. 原初的身体

言葉と身体

　節子さんは 79 歳の重度認知症の患者さんである。彼女は精神病院の中の認知症専門病棟（2003 年当時はこの名称であった）に入院していた。彼女は食事には問題ないが、排泄、入浴、洗面などの生活行動においては全面的な介助を要し、時間、場所、

人、すべての見当識障害も顕著である。語彙は極端に少ない、というよりは聞き取れる言葉は「困って…」「あれー」「わー、何？」程度である。彼女の行動の特徴は、頻繁に周囲の物や他の人、そして自分にさわることである。とくに日がな一日、車椅子にさわっている。

　この節子さんと運命的な出会いをするのが庄三さんである。彼は82歳になる元小学校の校長先生である。彼も重度の認知症であるが、食事、排泄をはじめとする生活行動は多少の介助は必要とするものの節子さんほどではない。しかし、発する言葉は、「あー」「ほー」レベルの感嘆詞や接続詞、接尾語などのオンパレードで、明確な意味を伴うことはほとんどない。庄三さんはいつもデイルームを徘徊し、疲れるとデイルームの中央に正座するという行動特性がある。

　二人の出会いはこうであった。節子さんはいつものように、松太郎さんという我慢強い明治生まれの男性が乗っている車椅子をさわっている。スポークの1本1本を揺すりながらさわり、今度は松太郎さんの指を1本1本揺すりながらさわっていく。手は徐々に上に向かっていき、顔までさわっていくと松太郎さんに「コラー！」と一喝される。節子さんはびっくりしてその場を立ち退き、自分にさわりながらウロウロする。自分の衣服や顔などにさわる、いわゆる自己接触行動をとる。一方、庄三さんはそんな節子さんを目で追い続けている。節子さんは、庄三さんの視線をどこかでとらえていたのだろう、庄三さんの前に行って正座する。二人は対面し、目を合わせ、手を取り合う。二人は言葉にならない言葉を発する。庄三さんはうなずく。そして、手を取り合った二人は互いにうなずきながら涙を流すの

である。
　たったこれだけの場面であるが、なぜか見ていると、ある種の感動を覚えるのである。この感動はどこからもたらされるのであろうか。
　二人の涙の意味は何なのか？　二人は悲しくもあり、嬉しくもあるのだという思いに行き着く。節子さんは「自分を探しても見つからない、そのつらさをこの人（庄三さん）はわかってくれている」と感覚している。庄三さんは、節子さんの言葉にならない言葉をひたすら聞きながらうなずき続ける。二人とも「この人はきっと何かに困っているに違いない」あるいは「自分と同じだ」と感覚している。きっとそうに違いない。
　私が推測した括弧内の独白のように思考することは、言葉がなくては不可能である。しかし、言葉で思考できなくても、彼らは「通じ合っている」と思わずにはいられない。では、どこでどのように通じ合っているのだろうか。それにはまず節子さんの車椅子にさわる行動の意味から明らかにしていかなくてはならない。

「さわる」という行動の意味

　結論から言えば、節子さんのさわる行為は、世界の再分節化としてとらえることができる。分節化とは、たとえば赤ん坊がさまざまな身の回りの物を口にして、これはスリッパこれはザル、それらを収納している場所が台所といった具合に、1つ1つを分けながら全体としてまとめて識別していくことである。赤ん坊はこのような分節化を行ないながら自分の住む世界を認識し、同時に、それらを認知するこちら側の「自分」という存

在をわかっていく。

　節子さんは、言葉の意味が失われ、周囲の物を正しく認知できなくなっている重度の認知症である。今いる場所がどこなのか、自分がいま何歳になるのか、あるいはこの人は誰なのか、家族の顔も自分の顔も認知できなくなっている。そして思考が停滞し、あれこれ思いめぐらすこともできない。私たちは言葉があるから考えるのである。言葉を持たなければ、自分が自分であるということの確認や、自分を包み込んでいる周囲の環境も認知することができず、意味のわからない見知らぬものになっていく。すべてが「よそよそしさ」の中で生起している。自分を保証している何かがどんどん失われていく感じが節子さんにはある。自分自身を失くした喪失感である。その喪失を埋めるようにして節子さんは何かを必死で探している。世界の再分節化である。象徴的に言えば、それは、彼女の自分探しの旅なのである。そこにある物にさわり、他者にさわり、自分のからだにさわる行為の意味は、他ならぬ自分を再発見しようとする試みとして理解することができる。

　庄三さんは、節子さんのまったく意味不明の、あるいは言葉にならない言葉に耳を傾けながらうなずき続ける。端から見れば了解不能である。しかし、何かに困っているに違いないという了解が庄三さんにはあり、節子さんも、自分を探しても見つからないというこの状態を庄三さんが理解してくれているという実感を得ているのであろう。さらに言えば、困っている節子さんに同情しているだけでなく、彼女の言葉にならない訴えは庄三さんのこころの琴線に触れている。そうでなければ、あれほど悲しそうでいて、嬉しそうでもある涙にはなり得ない。

感動する身体

　節子さんのさわる行動の意味を上記のように解釈したうえで、今度は私自身の感動について問うてみなくてはならない。

　二人が涙する光景は私を感動させた。私のこころの琴線に触れたのである。では、こころの琴線はいったいどこにあるのか。脳か？　そうではないということは実感的にわかっている。

　目の前の出来事を知覚していることは意識されているし、それについて考えているのは脳に違いないが、それと感動とは別なように思う。感動とは、書いて字の如く身体の「動き」を伴うものである。それでこそ感動なのである。感動に「うち震える」のは身体というほかない。

　認知心理学では、知覚→認知→行動（反応）という時間的な順序で考えるのがふつうであるが、この場合、感動は、果たして認知に対する反応として起こったものなのであろうか。節子さんと庄三さんのこころが触れ合っていることに第三者である私も感応したわけであるが、実際にかえりみて、二人の間に起こっていることをそのように認識した後に感動がおとずれたのではなかった。その状況を脳で解釈する前に、何とも名状しがたい感情がわき起こったと言ったほうが事実に近い。解釈や理解（脳のはたらき）は感動体験の後にやってきたのである。

　そういった、言葉が生まれてくる前の感覚を、私たちは「感動」と呼んでいるのだと思う。それが身体の底の方から発しているということは、私たちも原初的なレベルの身体を有しているということである。そう考えれば、言語的な意味として了解できない重度認知症患者の言動や行動も、身体の深層において

は伝わるものがあるということがわかる。

　そのように認めることは、看護学が追求すべき新たな道をひらき、看護の可能性広げるであろう。言語的コミュニケーションが望めなくても、私たちは人間として関わることができるのである。

相互依存的な身体

　「手を取り合う」ことは、手がその人から離れて他の個体に浸透していくことを意味する。「見つめ合う」ことは、眼差しという視線の運動が互いに浸透していくということである。また、「うなずく」という所作は、その眼差しの浸透を補完している。

　前述した二人の間に起こった、手を取る、見つめ合う、うなずくという行動は、言葉を介さなくとも（言葉の意味を超えて）通じ合っていることを示すものである。原初的な身体と身体が感応している二人の交流は、言葉による意識的な交流を凌いでいるように私には見えた。

　言葉が消えかからんとしている節子さんと庄三さんが手を取り合って涙する場面に、私はケアの原点を見た。そこには原初的な人間の共同的な志向、人と人とが寄り添う姿そのものが現われていた。あの場面には、人間が出会うこと、かかわることの相互依存性が余すところなく発揮されていた。節子さんと庄三さんは人間としての基本的な姿を私たちに見せつけてくれたのである。

2. 身体の所有　自分の体を自分のものと感じとること

ヒトから人間になる──自己の成立

　自分の体が自分のものであるという感覚はいつごろから生じるのであろうか。

　赤ん坊が自分の足をかじってみて泣くという現象は、子育てをしてきた人であれば少なからず目にしているはずである。赤ん坊は手にした物を最初に口で味わう。自分自身の指もである。自分の足が自分のからだに所属しているのか、それとも他者の足であるのかを認知していない。それは自他の融合した状態であり、仮にそのような状態をまだ人間にはなりきっていない最初の段階と位置づけて「ヒト」と表現してみる。心的発達過程でマーラーが正常自閉期[★1]と呼ぶ段階がそれにあたる。自分と

★1　正常自閉期（マーラーの分離個体化理論）
分離個体化理論として知られるマーラー（Margaret Mahler,1897~1987）*の説によれば、人は母親の胎内で成長し産道を通りこの世に生まれてくる。臍帯を切られることによる分離、個体化の始まりであり、同時に精神的な自立への第一歩を踏み出すことである。人の心は重要他者との関わりの中で成長するが、それが精神的自立へと至るまでを正常自閉期、正常共生期、分離個体化期の発達段階に分けて説明した。
正常自閉期については以下のように説明される。生後1か月は赤ん坊は自己と他者との区別がつかない世界に住んでいるような体験をしている。この時の内的世界はいわば「自」のみの世界であり自分中心の世界である。また内外からの刺激に対して反射的に反応するだけの神経学的存在であり、自閉の殻に閉じこもった自閉的存在でもある。生後3～4週に「成熟危機」が訪れるが、その際に体験する不安を「絶滅の不安」と言う。つまり内的・外的刺激によって自分がなくなってしまうような不安である。この時、過剰な刺激から赤ん坊を守り緊張を和らげる重要他者(母親)の保護がないと、赤ん坊は刺激に圧倒され泣き叫び、烈しい全身運動で不快感を示すことが観察されている。一方、赤ん坊が母親の保護を十分に受けることができると、人間的共生関係に向かう重要な基礎を築くことができる。それがすなわち「正常」なあり方である。
*M.S.マーラー，他（高橋雅士,他訳）：乳幼児の心理的誕生；母子共生と固体化,黎明書房,2001

いう殻に閉じこもった自閉的存在である。やがてその殻が破れ外部刺激に対する感受性が増す。母親との最初の信頼関係がそこで育まれる。それが人間的共生関係に向かう第一歩となる。つまり、それまでの自他融合の身体が、皮膚一枚で他者と分離された自分の身体として感得されていく。そうしてヒトから人間になっていくわけである。他者とのやりとりを経て人間はさらに成長していく。人間としての自己の成立から成長の過程はすべて他者なしではあり得ない。どの段階においても、他者との関係を本質的に必要とするのである。

しかし、発達していくには多くの困難がつきものである。というより、人間は社会的に発達をとげなければならず、そのことが自然な発達を困難にすると言うほうが正しいであろう。現代社会においてはとくに、そうした困難性がさまざまな形で現われる。たとえば、今や若者の間では特殊なことではなくなっているリストカットは、流れる血を自分の眼に刻みつけることによって自己確認しようとする行為であろうし、刺青は、体に刻む痛みと、消し去ることのできない模様をつけた体によって新しい自分、いわば自己の新生を感じ取ろうとする行為であるだろう。リストカットにしろ刺青にしろ共通するのは、当人は曖昧な自己に無意識のうちに悩んでおり、痛みを感じることでしか自己（身体として存在する自分）を確かめられない状態にあると考えられることである。

彼らはなにゆえに自己に悩むのであろうか。他者がいるからであり、直接的であろうが間接的であろうが、他者との関係が問題なのである。彼らは他者との間に悩んでいる。間が離れていることに悩んでいるとは限らない。間が曖昧で他者と一体化

してしまう悩みもある。他者との間に自己意識は生じ、自己意識は悩みの種となる。悩むことを避けて発達することはできないのが人間という存在の逆説的な真実である。そして、そこにはもっと確たる自己とか、今の自分とは異なる新しい自己への希求がある。

自分から離れてしまう身体

　私という人間すなわち自分は、他とどうやって区別されていくのだろうか。ここでも重度認知症の男女をとおして考えてみよう。

自他の区別がつかない

　ひで子さんは81歳の聡明な女性で、夫亡き後会社を切り盛りし3人の子どもを育て上げた。75歳頃から認知症の症状が現われ、1年ほど前から認知症専門病棟に入院している。彼女は同じような認知症の男性を仮の夫として設定したり、他の患者さんを親戚と仮定し、さらに病棟全体をこれまで暮らしていた町に見立てて暮らしている。食事や排泄に問題はないし、言葉の意味もかなり残っており、ほとんど意味をなさない仮の夫の話を彼女は1つの物語として展開する力を持っている。

　そのストーリーテラーのひで子さんが、竹雄さんという男性と隣り合わせでデイルーム内の面会室前のベンチに腰掛けていた。ひで子さんは手にトイレットペーパーをこより状にしたものを隣の竹雄さんの足に巻き付けていた。次に自分の右足の靴下をいじった。靴下が足にフィットしていなかったのかもしれない。右足の次は左足へと進むのかと思ったら、今度は隣の竹雄さんの左足をいじりはじめた。まるで自分の足をいじってい

るかのように、「うまくいかない」と何度もつぶやく。それは誰の足かと尋ねると、当然のように「私の足」と答えた。自分の足と他人の足との区別がついていないのである。ひで子さんは、分節化される前の段階に舞い戻ってしまったようだ。

こういった事態は他にも見られる。骨折を契機に認知症が進行したマツさんという人が、骨折した足を特定できないということがあった。その時、彼女の身体は足とは別の何かであり、足との一体感が失われている。このように、足という「からだの部分」は、簡単に自分から離れていってしまうものであるらしい。物と人の境界も不明瞭であれば、他者と自分の境界もまた不明瞭である。自分の足というパーツさえも自分のからだ全体として統合されていない。

一体感の喪失

ヒトから人間への成り立ちはごく当たり前の発達として考えられてきたが、こうした例をみると、それほど当たり前ではないことがわかる。産み落とされた社会という環境の影響を受け、ヒトから人間へと移行していく間のどこかで何かの異変があれば、身体はいつでも他者の身体と置き換わるという事態が起こっても不思議ではないのである。また、人間の身体は一時的に遡行し、ヒトのそれへと逆戻りするということもある。

このように、身体は、自分に属しているにもかかわらず、一体感が失われるような事態が起これば、簡単に自分から離れていってしまう。自分のものではない誰か別の人の身体に容易に転換されてしまう。とくに、その異変が意識的には耐え難いような出来事であればあるほど容易に転換されていく。そして、その耐え難い異変が消えたり軽くなっていくと、自分の身体と

いう一体感を再獲得し、受け入れていく。もちろん、それらの過程は本人には意識されていないのであるが。

3. 還っていく身体　身体の内閉化

見当識障害の進行――発達過程の逆をたどる

　認知症は重度になるにしたがって見当識障害が進行していく。最初に時間がわからなくなる。次に場所が、最後に人がわからなくなる。この順番はちょうど赤ん坊が成長していく過程の逆を進んでいることになる。赤ん坊が最初に認識するのは母親を筆頭とする人である。次に、たとえば母親が常に何かをしている台所を場所として認識していく。最後に5〜6歳頃になってようやく時間の概念を獲得していく。認知症が進行していく過程では、それとは逆の順序で獲得されたものが失われていくのである。それとともに次第に他者との関係から引き離され、内側に引きこもっていく。明子さんを紹介しよう。

過去に覆われていく会話

　明子さんは認知症の症状が強く自宅での介護が困難になってきたため、すでに申し込んであった特別養護老人施設（特養）へと入所した。特養入所2か月後、レビー小体病と診断されている。明子さんは大声で意味不明のことを話すようになり、歩行しようとして転倒しそうになったり、落ち着きのなさが目立つようになった。薬が変更になり大声を出すことはなくなったが、帰宅願望が強まり、車椅子を自分でこいで徘徊することが多くなった。

その特養に調査に入った当初、私は明子さんとよくおしゃべりをした。話は、いま現在の話をしていたかと思うと、急に過去にポーンと飛ぶ。たとえば、昼食の時間になり「ここのラーメンはおしい」という話をしていたかと思うと、突然「昨日お通夜に行ってきた、夫の・・・」という30年以上前の過去の場面に移ってしまう。そういった時間の混合状態はさらに進行して、8か月後にはほとんどの会話が過去で覆われてしまう。明子さんの生活はすっかり過去に引き戻されてしまったかのようであった。

　明子さんは現在を生きていても現在に適応するのでなく、過去において生きられた体験へと遡行して生きている。明子さんの身体は過去の体験の積み重ねによって形づくられている。その何層にも積み重ねられた堆積のある一時期の体験へと遡行しているのである。身体が現在（いま、ここ）に開かれておらず、過去へと内閉化していっていると考えられる。

発達の初期段階に還っていく言葉

　調査を開始した当初、明子さんの言葉は独特であった。先に述べた昼食時の場面では、男性の作業療法士に対して「キャンディー屋さん、ラーメンお願いします」と言ってみたり、清掃している中年の男性をつかまえて「ねえ、野口さん」と話しかけてみたり、あるいは別の男性には「駅員さん」と呼んで話しかけていく。女性の患者さんたちは「おばあさん」、男性患者さんたちはすべからく「旦那さん」、男性看護師は全員「先生」である。なぜこのような呼び方をするのだろうか。

　考えられる1つの理由は、固有名詞が出てこないために代償

作用として一般名称を使用するというものである。すぐに口をついて出てくる苗字、日常生活でよく使用する無難な呼称などを用いて抽象的な全体の印象を象徴させているのだとすれば、明子さんには、言葉から意味が抜け落ち語彙そのものが失われつつあっても、言葉の象徴作用はその時点でも残っていると考えられる。

キャンディー屋さんにラーメンを注文するのはどう考えてもおかしい。名指すコトやモノが名指されるコトやモノとずれてしまっている。その理由としては、男性の作業療法士が昼食のトレーを患者さんに配っているという行為が、明子さんの記憶にあるキャンディーを渡しているキャンディー屋さんの印象と重なったのかもしれない。何かを渡すという行為を象徴する呼称としてキャンディー屋さんという言葉が選ばれても不思議はない。こういったことは子どもの成長過程でもよく見られる。お腹がすいていることを伝えるのに、その語彙をまだ持たない子どもは「お腹が痛い」と訴えることがよくある。名指すコトやモノが名指されるコトやモノとずれているとはいえ、名前を付けるという基本的言語能力は残っているのである。

言葉の象徴化作用や名付けるという基本的言語能力は、発達段階のかなり初期に獲得された能力である。言語は社会化されていく過程で複雑に分化し、微妙な感覚の違いや文脈理解が進んでいく。それが、認知症が進むにつれて複雑化した言葉の世界から発達の初期段階の言葉へと還っていく。これもまた、過去への内閉化としてとらえることができる。

自己接触行動

　認知症の重症化に伴って会話が過去に覆われていくことと、言葉が発達の初期段階にもどってしまうことを「身体の内閉化」ととらえた。それは現在の状況に積極的に適応していく姿ではなく、その人の内的世界に閉じこもっていくイメージである。本章の最初に、自分自身を再発見しなくてはならない節子さんが松太郎さんから一喝された時にとる自己接触行動について紹介したが、明子さんも認知症の進行とともに自己接触行動が多くなっていった。節子さん同様、他者に叱責されたり、バツの悪い思いをした際に明子さんは右手で左手をこする。たとえば、明子さんが他の女性入院患者さんに対して、その澄まし顔が気に入らないとやや攻撃的に話していると、すぐ近くを徘徊していた男性患者さんから「おまえが悪い」とすごい剣幕で怒られた。すると明子さんは話題を変えて、その女性患者さんにお願いごとをし始めるが、彼女は意味が理解できないためその場から去ってしまう。聞き入れられなかった明子さんはさかんに自分の手をこする。また別の場面で、他の入院患者さんに話しかけるのだが返事が返ってこない、視線も合わせてくれない。それでバツの悪い思いをしているのであろう、明子さんはさかんに自分の顔や手をこする。

　こういった自己接触行動が行なわれていた期間は6か月ほどであった。その後、明子さんの行動は内閉的行動へと変化した。他者との関わりを避けるようになり、他者への関心が薄れていったように見受けられた。そして、長時間自分の手をこすり続けるというような行動をとるようになっていった。あるい

は自分の髪の毛をむしるような行動をとったり、着ているセーターの毛玉やほつれている毛糸をいじり、むしりとっては床に捨てるといった行動が見られた。

4．徘徊の理由

　ここで、私の直接的な観察事例からは離れるが、1つ追加して述べたい。認知症の人たちの問題行動としてよく話題になる徘徊についてである。

　平成26年5月、行方不明になっている認知症の人たちが1万人いるというニュースにが人々を驚かせた。相次いで報道された以下のようなケースを知ると誰しも唖然とするのではないかと思う。

　認知症を患っていた人が行方不明になった果てに、近くの民家の塀と塀の隙間に挟まって蹲っていた。懸命の捜索を横目に、自宅のすぐ傍、いわば足元に隠れていたのである。そして、小さな子どもが好むような、からだが入るか入らないかの狭い場所で息絶えていた。

　群馬県の老人施設で7年間保護されていた認知症の人が、実は東京浅草に住む人であった。どうやって群馬県まで辿りついたのだろうか。

なぜ歩きはじめたのか

　いずれも「徘徊」の結果である。徘徊という言葉は、辞書をみると「あてもなく歩き回ること」とある。つまり、目的のない行動であり、何のために歩いているのか意味不明であるとと

らえられている。

　しかし、認知症の人たちが歩き始めたとき、彼らには、向かおうとした先がきっとあったに違いない。介護施設で暮らす認知症の人々は、夕方になると「お家に帰らせていただきます」と言って出て行こうとする。この場合「お家」が目的である。ところが歩いているうちに目的は忘れ去られる。そして無意識のうちに身体が記憶している帰る場所、あるいは、身体が帰りたい場所へと歩き続けることになるのである。

未知なる世界の入口に立つ不安と恐怖

　以前、統合失調症の人々の徘徊を調べた[★2]ことがある。急性期で自分と他人の境界が曖昧になり混乱の極みに陥ったとき、自らの中のまとまりを取り戻すべく自分の精神構造の内側に無意識的に張られる保護膜（保護膜については第3章を参照）、それが急性期における徘徊行動の意味である。歩くというのは、人間が生まれてははじめて自由に行動するための手段である。その意味で、歩行はとても原初的な行動である。

　認知症でもそれと似たことが起こってくると考えられる。認知症が進行して軽度から中等度に移行する途中を想像してみよう。彼らはたったいま家族の匂いがする慣れ親しんだ自分の家にいたはずなのに、頭をもたげ目を開いた瞬間、もうそれは記

[★2] 阿保順子, 弘前精神科看護研究会：徘徊行動の研究, ナースステーション, 15(2):69-80, 1985
著者の初期の研究である。統合失調症の患者36名の徘徊行動の観察結果をもとに、混乱の極みのように見える「激しい徘徊」は、自分の内部をまとめようとして取られる行動であり、「穏やかな徘徊行動」は、混乱が収まったにもかかわらず、歩くことだけが習慣化された姿である、と結論した。

憶になくて、そこには一面の砂漠が広がっていたというような事態に直面するのである。未知なる世界の入口に立った時の不安と恐怖に襲われても不思議はない。驚くよりは、恐怖が先に立つのではないだろうか。何よりも自分の身を守らねばならない、「早く家に帰らねば！」と衝迫に駆られる。だが、砂漠にはなんの目印もない。彼はやみくもに歩きだす。歩き続けるなかで一軒の家が目にとまったならば、どれだけほっとすることか。都会の町並みはたくさんの建物が立ち並んでいても、彼らには延々と続く砂漠としか映らない。その中にたとえば古い民家のような昔懐かしい家があると身体が感応し、「家がある！」と思うのではないだろうか。そんな家に帰れたことで一時は落ち着く。しかし、その家の匂いは自分の家のそれとは違う。「ここではない。自分の家はここではない」となれば、また歩く。疲れ果て、朦朧とするまで歩き続ける。群馬県で発見されて保護された認知症の人の足跡をたどれば、たぶんこういうことの繰り返しだったのであろう。

　こういった徘徊でも、そこに同行する人がいれば、彼らの混乱はずいぶんと軽減されるに違いない。歩きながら「どこだろうねー」と話しかけ、疲れたら「ちょっと休もう」と提案すれば、たぶん彼は素直に従うだろう。自他の境界が曖昧になっている状態は、不安も恐怖も「二人で半分こ」できる。そこには身体的な交感がある。

　徘徊している人を見たら、みながそれに寄り添って声をかけ、休める場所に誘うなどすれば、不幸な事態は避けられるはずである。

還るべき場所

　認知症がさらに進行し、中等度から重度に移行する際も混乱は起こる。その場合は、もっと原初的な形をとることになる。たとえば、先の塀と塀の隙間に蹲っていた認知症の人のことは、そのような例として考えられるのではないかと思う。

　軽度から中等度の場合は、早くこの見知らぬ世界を抜け出すこと、そのために自分の家に帰ることを目的とする自己防衛的な行動として解釈できる。それがさらに重度になると、彼は「家に帰る」のではなく、ただ「ここではない、どこか」を目指すことになる。もちろん意識的にではない。前節で述べた「還っていく身体」が「還るべき場所」を探すことになる。彼には歩くという行動だけが残っている。それゆえ、ひたすら歩くために歩いているように見えるのである。

　認知症の本質的事態は、自分がどんどん失われていくことにある。自分を取り戻したいというのは、いわば本能であろう。しかし、失われた自分はいったいどこにいるのか？ そう突き動かされて彼らは歩く。見当識障害をはじめすべての認知機能は低下し、判断はできなくなるし、言葉の意味はもちろん語彙も失われていく。とすれば、原初的行動としての歩くことだけが突出してくる。彼らは「還っていく身体」を抱えて自分を探す旅に出ていると言えるだろう。そして、ようやく「もしかしてここではないか」と見つけた隙間があった。それは自分が産まれ落ちる時に通ってきた狭い産道である。そこをくぐり抜ければ母親の胎内である。羊水で満たされ存在の始まりを育んだ場所である。そここそ還るべき場所はではないのだろうか。そ

のように想像して、私は、塀と塀の隙間という狭い場所に彼女がなぜ蹲っていたのかがわかるように思うのである。自分を探し、やっと見つけた狭い場所。そこをくぐり抜ければ還ることができる自分の存在の始まりを探り当てたのではあるまいか。

　認知症の人々は狭い場所を好む。それは1〜2歳の子どもの行動ととてもよく似ている。自分の体が入るか入らないかくらいの狭い場所に入り込もうとして、出てこられなくなって泣いたりする幼子の姿が重なる。

　こうして考えてくると、センサーを付けて行動を追うとか、用水堰や山の中を探したりという茫漠とした探索方法は、思慮に欠けていると思わざるを得ないのである。では具体的にどんな策が考えられるか。第一に、もっと身近に「帰れる」場所や「還るべき場所」という安全な場所を作ることである。たとえば、施設の一部をパーテーションで狭く区切って誘導してみるのも1つの方法だと思う。

第3章　身体の変容
精神病を患う人々が経験している身体

　精神病と称される病気は古典的には統合失調症と躁うつ病を指す。精神病は一般に「こころの病気」であると思われている。精神病という概念ができたのが「こころ」と「からだ」を分けて考えるようになって以降だから、仕方のないことではあろう。目に見えないこころの存在は、いまだに抽象的な説明の域を出ていない。からだのほうは目で見える実体ではあるが、今のところ解剖学的にとらえた形と生理学的に説明される機能をそなえたものとして対象化されているだけである。そして、こころとからだは別物とされ、両者の関係はせいぜい「心身相関」というレベルで注目されるにすぎない。

　しかし、そのような二分法は科学的に扱うために便宜的に採用したのであって、人間と外界との相互作用である五感（さらに第六感も加えておきたい）の不思議さをありのままに認めるなら、実際は「心身一如」の存在なのである。つまりそれが、私が「身体」と呼ぶものである。

　私は、急性期の統合失調症の患者さんに接してきて、精神病は「からだの病気でもある」と言うよりは、「身体の病」としてとらえるべきではないかという思いを強くした。ここでは、統合失調症の人々が経験する身体について考えてみる。

1. 看護師の実践を導く患者理解を求めて

　統合失調症も躁うつ病も、見えるとか聞こえるとかの五感が通常とは異なってくる。研ぎ澄まされてくることもあれば、麻痺してくる場合もある。あるいは、別な感覚に置き換えられると言ったほうが適切な場合もある。統合失調症に罹患した初期、つまり急性期の人々は絶対的な恐怖や、感覚の喪失とでも言えるような状態に置かれる。彼ら自身の表現を借りれば、周囲がまったくの漠とした宇宙空間だったり、他者は自分へ差し向けられた殺人者だったりする。触覚が麻痺するのか、あるいは他の感覚が優位になってしまうためなのか、熱湯で平気で手を洗うことがある。また、尿意をまったく感じなかったりする。頭に響いてくる声に命令されるまま、食事に使う箸を鼻腔から脳内へ向けて突っ込む。しかし、痛みは感じないらしい。

　こうしたことはよく考えてみれば、なにも病者に限ったことではない。取り返しがつかない状況に直面した時、人はパニックに陥る。たとえば、交通事故に巻き込まれた人が興奮から冷めてはじめて、全身に刺さったガラスの破片に気づいたりする。それは統合失調症の急性期状態に近い体験であるとも言えよう。人間は誰しも何かに圧倒されると、通常の感覚が麻痺することを経験するのである。ただし、統合失調症の急性期は、興奮の理由、麻痺する感覚範囲、持続する時間、生命にとっての危険度など、どれをとっても尋常ではない状態であることは間違いない。

　どうしてそんな状態に置かれてしまうのか、精神医学の領域

で長い間議論が重ねられてきた。すなわち精神病理学である。しかしそれは、看護の主たる関心である恐怖体験や身体感覚の喪失がどれほど彼らを苦しめているのか、どうしたらその苦痛を軽くしていけるのかに答えるものではない。語られていることは観念的過ぎて、彼らとどう接することがよいのかを具体的に導く理論ではないのである。

　私は臨床で患者と日々関わる看護師の実践を導くような患者理解を求めて模索を重ねた。そうして編み出したのが"精神構造"という考え方と"保護膜"のモデルであった。それを、まさに実践のてびきとして活用できるように意図して書き上げたのが『統合失調症急性期看護マニュアル』である（2004年5月初版、2009年3月改訂版発行、すぴか書房）。詳細は成書にゆずるが、以下に基本的考え方の概略を記す。

2. 自他を区別する境界線　自己が存在するための絶対条件

　統合失調症に罹患した人々の場合、解剖生理学的な表層的身体だけに注目したのでは、彼らに生じている事態を理解することは到底できない。私は統合失調症の急性期に生じてくるさまざまな身体現象を長年みてきた。そして、彼らはこころだけでなく、こころを孕みながら存在するからだそのもの（すなわち身体）の体験が、通常生活している我々とは大きく異なっていることに気づいた。その異なったありようを説明するために、私は簡単な模式図に描ける「精神構造」という概念を用いて理論化した。

ほどよい自我

　まずは、人間の普通の精神構造を太い厚みのある実線の円で表わす（図1）。この実線は他者と自分を分ける境界線を示している。ふつう、私たちは自分と他者とを別々の精神構造を持つ人間としてとらえている。私たちのからだは皮膚を表面にして、腕や足、顔や頭といった筋肉や脂肪などの組織から出来上がっている部分（パーツ）を持つ一個の独立した存在であり、「個人」として一人ひとりが他の人と隔てられている。からだは一人ずつくっきりと区別されている。私から見れば他者が他者であり、他者から見れば私が他者である。これが人間一般をとらえる大前提である。つまり、自分（自己として認識されている存在）は他者とは一線を画す存在である。図1の円が太い実線で描かれているのは、明確な境界線であることを示している。自他を区別する境界線はゆるぎないものであり、その内側にある自分を守るのに十分な厚みをもっている。この境界線に守られてそれぞれが個として存在しているのである。

◆自 我

　フロイトや彼の末娘であるアンナ・フロイト、そしてその後に続いた人たちが発展させていった自我概念をもとに考えれば考えやすい。自我のいちばん基層にあるものとして想定されるのが、欲動の発生源たるイド id またはエス Es と呼ばれるものである。あれがほしい、これをしたいといった欲望の源にあるもので、本能のようなものと考えればよい。もっとも素直な欲望と言ってもいいのであろうが、人間社会の現実は本能むき出しで生きていけるほど「甘くはない」。欲望の実現は「待つ」とか「我慢する」とかいうことを強いられるのがふつうである。

図1　健常な精神構造

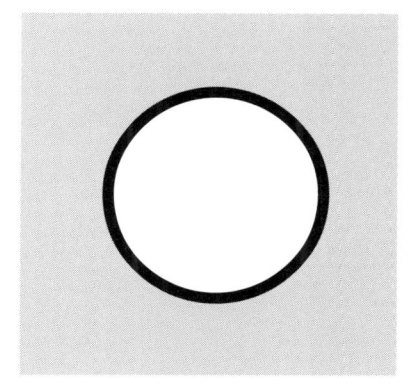

　自分勝手は許されず、他の人のことを考えて断念することもある。人間の子どもたちはそういうことを教えられ、躾られる。この躾がフロイトの言う超自我（スーパーエゴ）にあたる。社会のルールや暗黙の決まりと言い換えてもいい。イドに発する欲動と超自我の間で、ほどよい我慢ができるようにコントロールする機能が自我（エゴ ego）である。人間は自我の機能をはたらかせて社会に適応して生きていくのである。

　図1のように厚みのある実線の円で描かれた精神構造は、ほどよくはたらく自我を持つことをイメージしたものである。

脆弱な自我

　あまりにも欲動が強い場合、欲望を抑えきれず、超自我もお手上げ状態になる。周りの人たち（親や学校）が手に負えずに諦めてしまい、そのまま叶えてやる（それが「過保護」と呼ばれることもある）、あるいは放任するだけだと、「ほどよい自我」が育つのはむずかしい。逆に、躾が厳しすぎる場合は欲動が縮

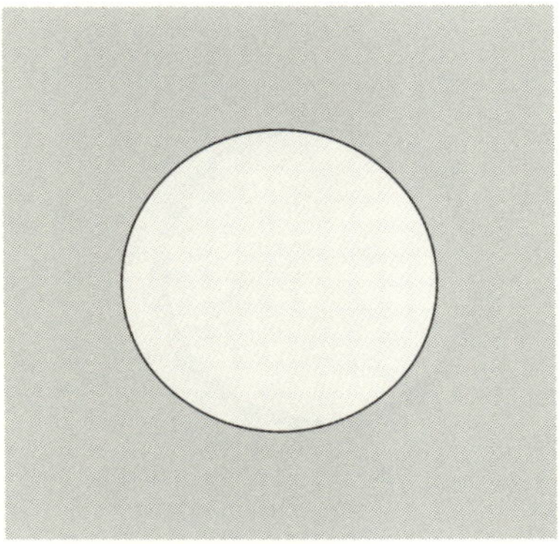

図2　境界線が脆弱な精神構造

こまってしまうということが起こる。それだと超自我に支配されたまま常に「こうあらねばならぬ」としか考えられない硬い自我の持ち主になってしまう。いずれも自我がうまく育っていない状態である。図2の細い実線の精神構造はそれを表わしている。自我のはたらきが脆弱なことをイメージした模式図である。自他の境界は厚みのない、あるいは薄い色の実線でしか描くことができない。細く薄い境界は、また硬くて脆いため破れやすい。ということは、現実的な対処はむずかしく、ストレスに対しても脆弱なことを意味する。

統合失調症急性期の人々の精神構造

　統合失調症という病に罹患しやすい人々は、境界線の太さ（厚み）が足りない、脆弱な自我しか持っていないと考えられる。理由は生得的なものもあるだろうし、育ったプロセス、生育環境によるものもあるだろう。

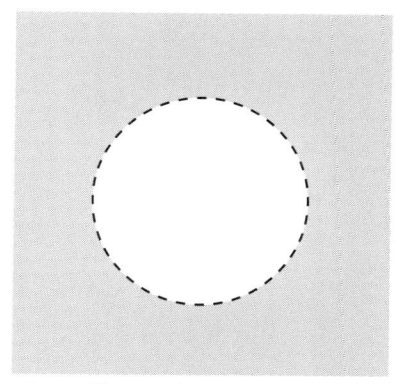

図3　境界線が破綻した精神構造

　統合失調症に罹患した初期には、その細い境界線に亀裂が生じ、破線状態になる。いわば自分と他者の境界が曖昧な状態である。模式図で表わすと図3のような細い破線の円になる。
　そういう状態だと、破線と破線の隙間から「自」が出ていき「他」が入ってくることになる。自分の考えていることや感じていることがどんどん漏れ出ていってしまう。それを埋めるようにして、外界からさまざまな考えや感覚、感情が侵入してくる。幻聴や妄想、思考奪取や思考吹入などはそういう意味をもつ現象であると考えられる（図4）。
　そうなると自分と他者が入り交じり、確たる自分という存在を実感できなくなる。ひどい場合には、自分という存在がすっかり境界線の隙間から抜け出てしまい、自分の内部は他者が丸ごと侵入してきて、他者に支配されるようになる。自分は空っぽになって他者に乗っ取られてしまうのである。その結果、感覚は麻痺したようになり、熱い冷たいも感じない。自分の尿意

図中:
「他」の侵入
「自」の漏出

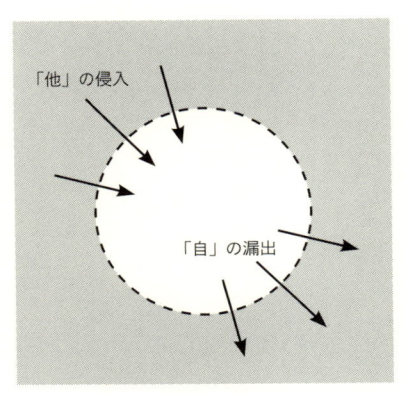

図4 「自」の漏出、「他」の侵入

さえ感じ取れないということも起こる。空腹だとか、眠いという生物としての基本的なニーズも消えてしまう。

◆ホメオスターシスの崩壊

 解剖生理学的な体を扱う医学では、そういった状態になっても、生きている体は、必ず元に戻す生理的な機能がはたらくようになると説明する。人間の体は恒常的にある一定の状態を維持するようにできていると考えられている。ホメオスターシスという概念がそれである。しかし、統合失調症急性期ではこのホメオスターシスが完全に壊れる。ホメオスターシスが成り立つということ自体が、自他の境界は明瞭であり体はその個人に属しているということを前提としている。自他の境界が曖昧になるなどという現象は「想定外」なのである。つまり、統合失調症に罹患した人が体験する現象は、生理学では説明できないのである。ゆえに、そういった状態に陥っている人間は「理解不能」にされてしまう。

ふつうの健康人であれば、たとえば風邪をひいて苦しい時でも、やがて回復することを知っている。そう思えれば苦しさも緩和され、今を耐えることができる。しかし、彼らは「今は耐えるときだ」という意識を持つことができない。苦痛のさなかにあるその現実がすべてであり、現実に圧倒されているのである。看護は、その現実へと入り込み、彼らの苦痛を軽減していく仕事である。

3. 自己が霧散してしまった身体

統合失調症急性期状態にある人々が体験する現象について、患者自身の語りを聞きとることでよりリアルなものとして記述した北村の研究[1]がある。以下、北村の優れたエスノグラフィーから統合失調症急性期にある人々の体験をなぞってみよう。そこから浮かび上がってくるのは、自己自身が「霧散してしまった」とでも言うべき精神構造現象である。

患者が語る発病時の身体

発病した瞬間についてA氏は次のように語っている。
「モヤモヤした水の泡が身体の中にウーッといっぱいに湧き出したような、緊迫した、張りつめた感じがして、身体全体が分裂したものに一瞬に変化した。分裂したといっても現実的に身体が張り裂けるわけではなく、別に精神が飛び出したわけでもなく、肉体も持っていた。(中略)朝の

---

[1] 北村育子:統合失調症を患う人々の身体的経験, 平成19年度北海道医療大学博士学位論文, 2008

テレビをチラッと見たその瞬間、アナウンサーに裸にされたような、ぜんぶ筒抜けになってこころのなかまで覗かれている、見られている感覚が襲ってきた。この時身体（ママ）は、地球全体、宇宙にまで散らばった感覚、細胞, 神経のすべてが宇宙のゴミやチリと一緒になって放心してしまった感覚だった。」

「私はそのまま学校に行った。しかし、すべての情報がクラスの中のみんなに入っている。すべてに聞かれている感じがして、さらに耳・目・のど・足・腕が張り裂けて、切り刻まれて、散らばったような感覚があった。」

そうした体験を、A氏は回復してから懐古的に「以前は, まず周りがあって自分がある感じ。・・・空気の方が自分の肉体だと思っていたから、叩かれている感じも痛い感じもしなかった」とも語っている。

B氏は、中学2年生になって女の子から「付きあって」と言われたが、それを断ったことをきっかけにして「授業中にうしろから鋭い大きな視線を感じた」。それから、

（体が重くて）「普通の体重の人をひとりおんぶしているような感じで、頭全体は石、岩みたいで硬くて動かない感じがして、歯も石になったみたいだった。骨盤を削られるようなすごい痛みがあり、トイレも近くなった。」

（頭の中で）「音楽が聴きたいと思うと散歩や走っている時でも音楽が鳴り、私はそれを特殊能力だと思っていた。」

「頭からヘビが出て噛みついて戻ったり、体から人形が出てまとわりついたり抱きつかれたりといった、まとわりつく感じがあり、顔には大きなはっきりした字で落書きをさ

れた。」

　そして、宇宙に放り出されている感覚とでも呼べるような永遠の孤独について次のように述べている。

　「宇宙のような広がりをもった"ひとりの世界"といったものをもっていた。それは部屋の中に宇宙が広がっているような感じで、広がりといっても空間やスペースといったものとは違うものなのだけれど、その中で私は一人で寝ていた。その中の私は、宇宙の中に漂っている星というか、隕石のように浮いていて、永遠に孤独といった感じを受けていた。」

　このような急性期の患者さんの体験を、北村は次のようにまとめている。「彼らが病気の急性期に体験したことは、自分自身が拡張・拡散・浮遊・霧散する感覚（中略）宇宙のチリのような、現実には見たことのない飛躍した空間の想定と、さらにその飛躍と関係していると思われる一瞬の身体の分裂感覚と永遠の孤立感である」。それは「空っぽの身体つまり主体の空白化」を意味しており、主体が空白であることが「外からの支配を許すことになってしまう」のである、と。

自分と周囲環境が逆転する

　やや難しい表現があるので、私なりに言い換えてみよう。通常、私たちが周りのことを感じ取る場合、感じとる主体は自分である。たとえば、散歩している道端にコスモスが咲いていたとする。コスモスはこの私が見る前からその道端ですでに咲いていたはずである。まさか、私がみたことによってコスモスが突然に花開いたということもあるまい。つまり、私が見たか

ら、私自身が咲いているコスモスを認識したのであり、その時からコスモスは私の周囲環境の一部になるのである。それが逆転することは通常はない。逆転というのは、コスモスがあたかも人間のような主体性を持っていて、コスモスに私たちが認識されていると思い込む事態である。人間にとって周りの環境というのは、自分を中心としてその周りにあるものであって、周囲環境に自分が取って代わられるという感覚を私たちは持たない。ところが、急性期状態の時の様子を当事者である彼らは、自分という身体的存在と周囲環境が逆転してしまった様子として語っているのである。

感覚の異常

　北村の論文に戻ってさらに細部をみていくことにする。まず視覚についてである。

　彼らは、発病前から強く意識されていた父母の眼や視線が自分に直接向かってくるのだと言う。飛び込んでくるのは「目の色」とか「いやそうな顔」とか「憮然とした顔」とかマイナスの意味に表現されたものなのである。北村は、このように表現する彼らの体験からも、視線の逆転が起こっていることを推察している。

　聴覚では、実際の声と幻聴とは識別できないものとして始まり、やがて身体(ママ)ごと乗っ取られる。よい幻聴の出現があると、それが新しい対処方法となって折り合いがつくという経過をたどる。

　味覚は、甘いとか酸っぱい、苦いなど具体的に表現されるのがふつうであるが、統合失調症の急性期では「味がない」「味

かおかしい」「美味しくない」と表現され、具体的な味自体は感じられていないようだ。北村によれば、それは「抽象的」かつ「拡散」した味覚である。

　嗅覚は幻覚と関連する形でしか語られることはなく、五感の中では語りとしてはもっとも少ない。また、寒いとか暑いという皮膚感覚は機能しなくなり、季節にそぐわない服装になってしまう。

　痛みの感覚は存在しないか、鈍るか、あるいは痛みを感じるまでの間にタイムラグが生じる。また、痛みを生じさせる行為の主体者であることが自覚されない。痛いのが自分なのか他の人なのかよくわからないのである。

　特徴的なのが臓器感覚である。彼らはこれまで体験したことのない臓器感覚に襲われる。臓器感覚はふつうに生活しているなかではあまり意識されないものである。ごはんを食べた後すぐ「あ、胃がはたらいている」とか、「いま腎臓が尿管からおしっこを膀胱に送っている」とか、とくには感じないで過ごしている。ただし、急激に走ったりすると心臓がドキドキ脈打っているのを感じるし、気持ち悪くなって吐いたりする時には胃が捩れるように感じる。臓器感覚が意識されるのはそういった負荷がかかった時に限られるのがふつうであるが、統合失調症の急性期状態にある人々は、これまで感じたことのない「空っぽの胃」などという臓器感覚にとらわれる。私たちがふつうに感じる空腹感とは違うのである。たとえば、B氏は「食べても、お腹の中には何も入っていないとしか感じられない」と言う。「食べることが栄養になるというような、意味の関連を持つことができない」とも言っている。消化管を流れる水は「身体の浄化」

の感覚としてとらえられるようである。

　そのほか、病気以前から周囲の人々の表情に負の雰囲気を感じとって安心できないということはあったが、急性期には自分自身の表情が否定的な意味を伴って見えるようになり、自分で表情を作ってみせるということをする。それは客観的には「おかしな表情」に見える。

　言葉は話したくても話せない。言葉の意味がわからなくなり、言語の音遊びのような感じになる。またパッケージなどにプリントされている文字を見ると、その一文字一文字が「支配的に感じられる」という体験をしている。

　また、発病前から引きこもりを代表とする日常生活行動の抑制が見られるが、急性期になると外部からの抑制感や他者に曝される感じが生じ、さらに身体の運動は抑制される。そして、日常生活動作を遂行することに対する発動性自体がはたらかなくなる。

時間が「乗っ取られる」

　時間も1つの事柄に「乗っ取られる」と感じ取られる。B氏によれば「時間という乗物にのった身体がそれごと乗っ取られる」のだと言う。

　「物思いにふけっていて、あっという間に夜、深夜になっちゃって、ぼーっとしてるっていうか、1つの事柄についてずーっとずーっと考えたり思ってたりして、ぼーっとしている時間が2、3分かと思ったら1時間も過ぎていて・・・」
　「時計を見るのがいやだったわけじゃなくて、時計を見なかったですね」

と述べている。そして、「このころのことはよく覚えていない」のである。

　このように乗っ取られてしまう時間について、北村は、Ｂ氏には「浦島太郎的」時間の流れがあると述べる。つまりＢ氏には、一日に24時間が流れる物理的な時間の単位と、ぼーっと考えたり思ったりしているときに流れている非現実の妄想の世界の時間の単位との２つが別々にあって、２つの時間の流れとその間に生じるギャップを生きているのである。そのとき、生きる主体としての時間に対するコントロール感は失われており、自分の時間が自分とは関係なく過ぎていく物理的な時間に乗っ取られ、支配されてしまうように感じるのであろう。

急性期を経過すると

　自分という身体的存在と周囲環境が逆転する事態に見舞われた患者は、主体が空白化し、自分が霧散してしまうような恐怖におののく。そして、自傷行為をしているのに自分ではそれに気づいていないというようなことが起こる。傷つけば痛いはずであるが、主体は空白化していて痛みを感じる自分がいないのである。痛いのは誰なのだろうか。

　このような急性期もやがては経過していく。それとともに、いったんは霧散した自己が再び本人のもとへと還ってくる。

　回復期に入ってからのＡ氏は、逆転していた自分と周囲環境との関係が徐々に修復されていく過程を次のように語る。

　「身体（ママ）の上にさらに一回り二回り三回りの世界をもっている・・・私は自分で勝手に他の世界を作って，それに依存したり気がかりになったり懸念したりする，そういう

世界が私にはある。」

A氏の「一回り二回りの世界」という表現は、自分のからだが一枚一枚ひきはがせるような層を成しているような感覚を言っているのであろう。そして、現在の回復した状態をこのように述べている。

「今は、自分の身体（ママ）が'ここにある'と言える。ご飯を食べたら肉になっている。叩いたら'痛い'と感じられる。」

「最近は肉体の中に痛みがじかにある・・・身体（ママ）が誰にも支配されていない。自分が支配しているという安心感がある。」

4．未分化な身体への逆行

北村は、統合失調症の人々に共通する急性期状態における身体経験について、

① 主体の空白化が起こる
② 身体は未分化な状態へ逆行する
③ 意識領域と無意識領域における感覚の逆転が起こる

という3点を指摘している。①と③については概略を上に述べたので、以下、②について考えてみる。

人間は誰しも取り返しのつかない状況に直面した時、大なり小なりパニック状態になり、一時のことではあるが、何も考えられない状態、頭が真っ白になると表現されるような状態に陥る。それは、統合失調症の急性期状態に近い体験であると考えられることは本章の冒頭でも記した。そう考えれば、一時的な

主体の空白化という現象も人間の身体にとって本来異常なことではないということに思い至るのである。人間社会に産まれ落ちた瞬間の人間の身体は、成長の過程でさまざまに変化を遂げていく。発達★2と呼ばれるのは、そうした変化のプロセスのことである。

◆孵化する前の状態

　生まれて間もない乳児を考えてみよう。彼らの感覚器官は未成熟であり分化していない。その段階では、感情や意思や意志といったこころもまだ分化していない。マーラー（☞39頁、脚註）の表現を借りるなら、孵化以前の卵の殻の中で自閉している状態である。視覚は光や動きとして感受されてはいる。聴覚も音として感受できてはいるであろう。しかし、その意味を「知」覚してはいない。それらが自らの外の世界に存在する対象物として統合的に認知することはできていないのである。そんな発達段階の最初期においては、「自」もなければ「他」もない。つまり、主体と客体の区別はないということになる。平ったく言えば、赤ん坊が産れ落ちた直後というのはオギャーと泣くだけで、それは肺呼吸の開始なのであり、悲しいからではない。なぜなら、赤ん坊は自分を意識できていないからである。いま、助産師さんが口の中の羊水を吸い取ってくれているとか、お母

★2　発達
今日、発達障害という概念が一人歩きを始めてから「発達」という言葉に対する抵抗感が生まれてきている。しかし、それに替わる言葉は作られていない。現段階では、体が発育するとともに、産まれ落ちた社会の中で適応的に生活していけるように心身がつくられていくという程度の意味で使用したい。発達というと、人体を構成する組織、器官の成長と、その機能がはたらくこと、およびそれらを駆使することによって培われる運動能力などの「からだの発達」が真っ先に思い浮かぶが、一方で同時に、意識や意思、知識や根気、知性や理性といった「こころの発達」がある。通常、発達はこれら2つの領域に分けて説明されている。しかし、両者が深く結びついていることも明らかである。

さんが初めて抱っこしてくれたなどということはわかっていない。周囲の世界について何もわからないまま、赤ん坊は生まれてくる。あるのは、泣く、吸うなどの生理的で生得的な反射的な行動である。こういった反射から、赤ん坊を取り巻く外界との相互作用によって次第に空腹中枢の状態を感知して「おなかがすいた」と泣くようになる。赤ん坊のからだの反射は外の世界によってひらかれ、泣くという行為が生まれてくる。赤ん坊が泣くことに母親は応える。そうして母親との関係は密なものになっていく。そのような相互作用によって、赤ん坊は、周囲の世界を自らの存在を保証するものとして認知するようになり、同時に、自分もその世界に存在している一個の人間であるということを知っていく。

統合失調症の急性期状態においては、患者の身体は乳児のような未分化な身体へと逆行する、というのが北村の洞察である。この未分化な身体については、前章では認知症の人々を取り上げて「原初的な身体」として述べた。

5. 統合失調症急性期の看護

統合失調症の急性期状態は、自己が失われて外の見知らぬ世界が自分の中に侵入してくる事態であるということを、模式図（図3、図4）をあげて説明した（☞本章の2）。

自己が失われていくということは、実線の円が破れて破線になり、線と線の間から内部が漏れ出ていくということであり、自と他の境界が曖昧になってしまうことを意味する。破れ目から自分の内部は漏出していき、外部の世界の侵入が始まる。内部と外部がないまぜになっていく。混乱は必至である。

保護膜という考え方

　こういった状態が起こっていることを想定すると、それに対する看護として考えられるのは次の3つである。

① 破線状態のある円の外側に保護膜を張る
② 当の本人が自ずと張っている保護膜をはぎ取らない
③ 円の内側から保護膜が張られていくことを妨げない

　人間には自然治癒力が備わっている。精神病といえども回復していく。自然治癒力がはたらくのである。それを、内側から張られてくる保護膜としてとらえる。

外側に保護膜を張る

　①の外側に保護膜を張るということを、看護の具体的な方法として考えてみよう。外側の保護膜は人による保護膜と物理的な保護膜に大別できる。人による保護膜は、関わる看護師をできるだけ限定することによって、患者にとっての味方が存在し、しっかりと守られていることが実感されるようにすることが考えられる。物理的保護膜は、物理的な環境を保護的に整えることである。外部の音は殺人者の足音に聞こえるかもしれない。外部音が可能な限り遮られる部屋に入室してもらうことも外側に保護膜を張る1つの方法であろう。

保護膜をはぎ取らない

　②の患者本人が張っている保護膜をはぎ取らない看護は、衣服やかぶり物は無理にはぎ取らない、更衣や入浴は無理強いしないということになる。いずれは入浴してもらわなくてはならないのであるが、そのためには、看護師が保護膜の代わりにな

るような信頼関係を築いていなければならない。看護師が彼らを脅かすものではないことがわかられれば、看護師の前では保護膜を張らずにいられるようになるであろう。本人が張っている物理的保護膜を、看護師という人的保護膜で代替してやるというふうに考えてもよい。看護師が日々患者さんとの信頼関係の上にたった看護を展開しているならば、少し時間はかかるが、このことは可能である。

保護膜が張られていくことを妨げない

　最後の、内側から保護膜が張られていくことを妨げない看護は、自分が失われていってどこにも存在しないという感覚を何とか補完してやることである。看護師は、患者が自分自身を取り戻す、つまり自分であることの実感を得られるような工夫をすることになる。たとえば、彼らの手を看護者の手に重ね合わせ、看護者の手を通して自分の手の冷たさや暖かさを実感してもらう。マッサージもいいだろう。身体接触は他者を意識させる。ということは自己確認を助けることになる。

　彼らが自分の感覚や自分の存在を確かめていけるような方法や工夫は、日常的な生活に即して試される。そのためにも患者と接する時間を増やし、支持的にかかわるという原則をきちんと実践することが重要である。

第4章　看護技術と身体

1. 相互浸透する身体

清拭する手の力

　俗称「日赤サウナ」という清拭の仕方がある。熱布で背部全体を覆うように蒸すのである。今では熱布清拭として広く知られているようであるが、私は新人時代、深夜勤務の明け方、ベテラン看護師によるその技を目撃した。寝ぼけ眼を覚ます夜明けのコーヒーに勝る光景であった。K看護師は熱いお湯とバスタオルを準備した。腹部手術後、一夜明けた患者さんの背中にあてられたその熱いタオルは、凝りや緊張、気持ち悪さや痛みを念入りに取り去った。その後、K看護師は時に力を入れているようにも見えたが、ゆっくりとストロークを描くように背部をマッサージした。バックケアは何事もなく終了した、かに見えた。しかし、患者さんは「あ〜気持ちよかった」と大きく息を吐き、春のお日様を浴びたような表情をしたのである。

　K看護師とはその後何回か夜勤をともにした。ある時、かの夜明けのバックケアについて尋ねた。彼女はこう言った。

「患者さんはね、手術した夜の苦しみを背中で知らせてくれるのよ。」

そして、ぼそっと続けた。

「患者さんの背中に手を当てるとね、"痛かったところをかばったので、そこが凝っている"とか、"そこが濡れている感じがして気持ち悪かった"とか、患者さんの声が聞こえてくるような気がするのよ。」

世の中に対して斜に構えていた当時の私は、そんなセリフには嘘くささを感じてもいいはずであるが、その時の私からは生意気さが消え、やけに素直な後輩看護師になっていた。彼女の口調に大げさなところは微塵も感じられなかったし、私が目撃したあの時の患者さんの表情と符合していた。K看護師の手は患者を聴く力を持っていたのだ。それなしにあのようなケアが生まれるはずはないと思った。

清拭は、柔らかなマッサージを伴いながら、患者の一夜を慰め、回復への力を引き出すプロセスになり得る。看護の技術であることの意味はそこにあるはずだ。

能動と受動の反転

清拭という行為は、人間の境界面であるところの皮膚を通じて、拭くという看護師の能動性と、患者の拭かれるという受動性が一瞬のうちに反転するという相互性を内包している。拭くということは看護師の能動的な行為であるが、筋肉の凝りを感知するのは、拭かれている患者の身体が看護師の手にはたらきかけ、それを受けとめたということでもある。看護師が患者のからだに触れ、拭くという行為に入った瞬間、受動を孕むので

ある。看護師は対他的技術として看護技術を行使しているのであるが、そのとき、看護師と患者は身体的にふれあい、相互交流が生まれている。看護師の手は患者の内部に取り込まれ、患者の内部は看護師の手によっていったん外部に連れ去られ、再度心地よいものとして患者の内部に返される。

　看護師が患者の皮膚に手をあてがうとき、看護師の手は皮膚境界を越えて患者の内部を感じている。そして、看護師の手は凝りをほぐし、気持ちよさを誘う。と同時に、深呼吸をも促すのである。

　このように、看護師の手を介して生じた相互作用は、部分的なものではなく身体全体に及ぶ。このことは身体の全体性を表わすとともに、看護技術を身体の視座からとらえることの重要性を示唆する。

　相互作用という言葉は、近頃ではごく一般的に使われているので、私はここではもっと強烈にお互いの身体に入り込んで影響しあうイメージを喚起したいと考え、「相互浸透」という言葉を使いたいと思う。

2. 看護技術と看護師の実践

技術はどのように発揮されるのか

　看護技術は患者に安楽と安心をもたらし、痛みや苦痛を軽減させることができる。それは、要素に分解可能な機械的なテクニックの効用なのであろうか？

　看護技術は看護師の行為として適用されるが、その時、看護

師と患者の身体が相互浸透するという事態については上に述べた。その理解にこだわって、看護の実践において技術がどのように適用され、その効果はどのようにして生まれるのかということをみていく必要があると考える。

　看護師は、患者によい効果をもたらすことを意図して、看護学として学んだ技術を適用すべく患者に向かう。技術の適用にあたっては客観的なアセスメントが重視される。そしてアセスメント→実施→評価というおなじみの段階的なモデルが登場する。一般論としては、あるいは教科書的な説明としてはそれで足りるかもしれない。しかし、臨床で個々の看護師が実際にどのように行動を起こしているのか、と考えていくと、それで説明しきれるようには思えない。何かが足りない。というより、そもそもそうした「何か」は切り捨てた結果としてこのモデルがあるのであろう。

　誰がやっても同じ結果が得られるのが技術であるという考えからすれば、それ以上を問うことは余計なことになるのかもしれない。

　上のモデルで矢印（→）で示されたところは、いわゆるブラックボックスである。行動主義はそれを捨象することで科学的であろうとする。しかし私の関心は、むしろブラックボックスの中に向かう。ブラックボックスで何が起こっているのかを知りたい。技術は看護師の臨床実践としてどのように実施されているのであろうか？　すなわち、技術の発揮され方に対する関心である。それは同時に、患者の側における効果のあらわれ方を見ることにもなるであろう。

適用の背後にあるもの

　「看護師が患者への気がかりをもとに関わりながら看護行為をしていくプロセスの探求」を行なった伊藤の研究[1]がある。それは、まさにそのブラックボックスに焦点をあてた研究であると言えよう。伊藤は研究課題を次のように述べている「1. 看護師が気がかりを抱いた患者との相互作用を通じて、看護師は患者の身体をどのように捉えていたのか、その特徴を明らかにする。2.、1. の相互作用を通じて、看護師の身体に何が生じていたのか、その変化のプロセスを明らかにする」。以下はその研究内容にもとづく記述である。

　看護師は患者と向き合うとき、その状態や本人の訴えを生理学的に説明できる症状として、あるいはバイタルサインなどの科学的な指標に置き換えて「わかる」と同時に、見えない、うまくいかない、気になるという感覚に伴う「わからなさ」をも抱えている。つまり、アセスメントの結果一義的な意味が確定して、それにはこれが適切な対応であると結論づけて看護行為に移っているのではなく、不確かさを残したまま、相互作用的な看護行為に踏み切るのである。そして、患者のからだに触れ、その声を聴き、それに呼応するようにして、看護技術が行使されていく。

　では、何が看護師と患者の相互作用を促すのであろうか。言葉にならない意識以前の原初的身体が稼働していることを想定

---

[1] 伊藤祐紀子：患者 - 看護師間の相互作用に見出される看護師の身体のあり様；気がかりをもとに看護行為をしていくプロセスに焦点をあてて, 平成20年度北海道医療大学博士学位論文, 2009

するしかないと考える。冒頭で述べたK看護師のバックケアを思い起こしてほしい。看護技術は看護師と患者の稼働している原初的身体の相互作用として押し出されてくるのである。

 一般的には、問題解決の手段としてある技術が選択され、うまくいけば、その技術の有効性が確かめられたと考えられるところである。しかし、それで済ませてしまうと、技術の行使において稼働している原初的身体の相互作用を見過ごすことになる。看護技術の「適用」の背後には、患者の身体と看護師の身体との交信が隠されている。それがなければ適用は機械的な「あてはめ」でしかなく、看護の「実践」とは呼べない。

 今日、看護実践という言葉は常套句のように使われているが、実践の意味がどれだけ深くとらえられているかは疑問である。ただ実行に移すことを実践と呼ぶべきではないと思う。実践とは常に実践者自身の身体的な経験を伴う試みなのであり、誰が誰に対して行なっても同じように繰り返される行為として抽象化して語れるものではない。看護実践とは、技術を、その人の身体をとおして患者の身体にはたらきかける技として適用することである。

 合理的な方法として意識され抽象化された技術は、言葉で一義的に確定（定義）されるが、具体的な実践は画一的なものではありえない。その時々、対象との相互作用に応じて変化する。看護技術は看護師によって実践される。そのとき「看護師の身体に何が生じていたのか」という上述の伊藤の研究課題は、実践の学であるべき看護学の核心をついている。

3. 看護手順

　技術は一般的に、科学的にとらえられた普遍的な原理の意識的な適用であると定義されるが、看護技術の場合、それをそのまま流用することには問題がある。患者が一方的にはたらきかけられる対象のようにイメージされるからである。看護師による技術の行使は、患者の身体に侵入していくような暴力的なものであってはならない。身体への直接的な侵入は人を脅かす。

　鷲田は服を着ていることの安心感について「服を着たとき、わたしの表面は服の表面に移行する。そして服と服のあいだ、つまりは肌着やそこに孕まれる空気が私の内・外の緩衝地帯となる。だからそこに他人の手が侵入するとぞっとする。そこには、わたしの内部感覚をじかに侵襲されるようなおぞましさがある」[★2]と述べている。看護技術はそういった侵入的、侵襲的なものであってはならないし、現にそういうものではない。人と人の間にある境界を瀰漫的に染み込んでいくようにして作用する。「看護手順」と呼ばれるものは、その瀰漫的な作用をしていくために必要とされるのではないか、と考える。

作法の意味

　看護技術は手順に従うという1つの作法あるいは型に貫かれている。手順に従うということは、流れとして意味を持つ。静止した一瞬一瞬ではなく、その流れ全体が作法とか型と言われるものである。この流れをとおして、知らず知らずのうちに患

[★2] 鷲田清一:「ぐずぐず」の理由, 角川選書, p46, 2011

者の身体へと分け入っていくことで、看護技術は非侵入的で非侵襲的なものとなる。

順番のみの教育

　一例として、患者がベッドに横たわったままで行なうシーツ交換という看護技術をあげてみよう。残念なことに、現在この方法は上に述べたような「手順」としてではなく「順番」のみが教育されている。以下はその順番である。まず、横臥している患者の位置をベッドの端の方にずらす。患者を側臥位にする、つまり横になってもらう。次に新しいシーツを半分敷き、古いシーツを新しいシーツにくるんで横になっている患者の背中の下に押し込む。今度は患者を仰向けにし、さらに反対側の方に横になってもらう。そして古いシーツを取り除き新しいシーツの半分を延ばす。といった具合に、看護師が患者とシーツをどのような順番で扱うかが手順として示されている。しかし、交換している際に払われるべき看護師の注意や関心についての記述はない。患者との関係とか、動かしている患者の身体内部の変化などへの言及もない。それらはシーツ交換という技術とは切り離されて、別仕立てで取り上げられることになる。

　もっとも気になるのは、人間である患者と、物であるシーツに対してと、看護師の注意の向け方に何の差も設けられていないことである。看護師の視線が及ぶ距離感が等しいかのように記述されている。

かつて、看護技術には思想があった

　それと比較して、昔の方法はどのように教えられていたのか

をみてみよう。

　もう二昔も前になるが、故国分アイ先生の看護技術について一冊の本★3にまとめた。国分先生の弟子を秘かに自認していた同級生たちが、国分先生が実際に行なっていた看護とその考え方について伝えるために、ディスカッションを重ねたうえで書き上げたものである。同書の中で、私は我が国の看護技術のルーツについて調べたことも書いている。その時わかったのは、昔の技術の教本では看護師としての信条や思想、態度が重視されているということであった。しかし、時代が下るにしたがって、それに類した表現は次第に見られなくなっていく。

　いま同書を読み返してみると、国分先生の技術には看護の思想があったことを示す記述が随所に散りばめられていることに、改めて気づくのである。

国分アイのナーシングアート

　まずはマッサージについてである。「マッサージをことさら情緒的、感傷的にとらえたり、あるいは魔術的にとらえようとしているわけではない。ただ、触れるということは、他者と自己との境界から互いの中心に向かっていく作業なのだということが実感としてわかるのである」(p24)。

　手当てについては次のようである。「看護技術がケア能力をもつ時、そこには、看護師と患者さんとの間に、言葉や物や行為の同調がある。つまり、看護師の声がけ、熱いタオル、タオルを当てる看護婦（ママ）の手、そして『当てる』といった行為が、患者さんの内部的感覚と同調することによって、看護技術はケ

★3　阿保順子, 千野良子, 近藤佳苗, 平典子：国分アイのナーシングアート, 医学書院, 1997

ア能力を発揮することになる」(p27-28)。「先生は、患者さんを訪室し、声をかけながらいつの間にか患者さんの身体のどこかに手を触れておられる。(中略)清拭などの行為時においても、手をはじめとする身のこなしといった身体全体の使い方は、きわめて自然で、そして、たぶん患者さんの内面に深く染み入るようなものなのである」(p55)。

　また、患者との関係は一気にできてしまうことはない。両者の距離というものは、相応の手続きを踏むことによって徐々に縮まっていく。それを共著者である千野が遭遇した看護場面をあげて次のように説明している。「あの場面で、先生は患者さんとアイコンタクトをもつことから始めた。つまりその時点から関係が始まっていた。そして患者さんの側に近寄る身のこなしや距離の縮め方が、はじめての人間関係を形成していく際の配慮すべき時間や距離感にかなったものであった。」「そして挨拶の前の会話（その中身が問題なのではない）で、その距離をさらに縮めていく。それから用件を伝える。そこらへんで、看護師と患者さんとの関係性としての距離感は、脅威どころか親密さが形成されるところまで縮まっている。実際に患者さんの身体に触れるという行為はその後にくるのだが、その接触が成功するのは、それ以前の、全体的な人間としてのふれあいが効を奏しているからにほかならない」(p57-58)。

　巻末に収めた国分先生へのインタビューで、先生は「昔の日赤の婦長さんっていうのは、すぐに手が出る。『ご機嫌いかがでいらっしゃいますか？』『おみ足をおさすりいたします』なんか言いながら。(中略)手を遊ばせておかないでマッサージか何かすぐ手が出てきて背中の中に入れたりとか」(p124)と答

えている。

大関 和の実地看護法

　看護技術のルーツを調べた際に参考にしたのは、明治時代に著された『実地看護法』（復刻版）★4 東京模範看護教育学院で使用されていた『看護実習教本』、『看護技術―基礎編』などの看護技術書である。

　『実地看護法』の初版は明治41年、近代看護の先駆者で派出看護の創始者として知られる大関 和（ちか）（1858-1932）が、思わぬ療養を余儀なくされた間に著したとされる。それにはこう書かれている。

　「看病婦は患者に親しみ慣るるをもって第一といたします。されば患者もこれを信用し、（中略）萬事心置きなく信任するものであります」など信頼関係についてまずもって述べている。そして、「看病婦の病人に附添ふ時は、眼に見、手に為すことによく注意して献身の二字を忘れてはいけません」「病人と語るに遠方又は背部に居てはいけません」など、看護者の視界にはいつも患者の姿があることを看護師の心得としている。さらに「病室に入りては初めて面会する人でありましても無用の禮儀をするに及びません。病人の廻りに注意し病人を慰藉し看病すれば十分といたします」と述べる。適切な関係における距離のとり方である。寝衣交換の方法においては、前もって換える寝具類を温めておくこと、風が入らないように仕切りを立て置くこと、病床に上がる無作法に対しては患者の許可を得ることなど、寝具交換の前の準備段階からの手順が記載されている。

★4　大関　和：実地看護法, 復刻版, 医学書院, 1974（原本は大正15年発行の第5版。初版の発行は明治41年）

こういったことは伝統的な作法にすぎないと言えるかもしれない。しかし、だからといって「取るに足らない」と切り捨てるのは浅はかであろう。作法というものを深く考えれば、人間と人間の関わりの基本を体現していることがわかる。看護における対人的な関わりの基本がそこにあってもまったく不思議ではない。

大関 和の看護法にも、国分アイのナーシングアートにも、看護は何よりも人と人との関わりを大切にするという思想があったと考えられるのである。そのことを大関が伝えている派出看護師が行なうべき寝衣交換の手順から読み解くと次のようになるだろう。

非侵入的に接近し、非侵襲的に触れる

前もって交換する寝具類は暖めておき、自宅の寝室で仰臥している患者のもとに向かう時点から寝衣交換は始まる。患者の寝室を分けている襖の外で声をかける。襖を開き、一歩足を踏み入れる。次に再度おじぎをする。その後で、患者の枕元まで歩を進める。枕元でアイコンタクトをとる。同時に掛け布団の上から患者の足をさする。

患者さんとの距離感という観点から解釈すると、襖の外での声かけは、一人の人間である患者にとっての寝室というテリトリーへ入ることへの断わりである。患者のからだに直接さわるのは、それまでの間接的な関わりによって患者さんとの距離が縮まったと感じられてから以後のことである。シーツ交換の順番は現在と変わらない。患者さんに近づくまでのこと、寝具類の交換の順番が一連の流れや型としてあったと考えられるので

ある。アイコンタクトや間接的な接触は患者を安心させる。そして、アイコンタクトと同時に交わされる患者との言葉でのやりとりは、患者の心身の状況の把握に資することになる。患者の言葉による訴えや、その言葉の発せられ方やトーンや音の強弱などは、患者の心身の状態を如実にあらわす。シーツに対する視線以前に、患者に対する気くばりにあふれた視線がある。

　このように、昔の看護技術は看護師の身のこなしとして表わされ、そこでは人との距離が自ずと測られていて、非侵入的に患者に近づき非侵襲的に触れるための作法（手順）として教えられていたと思われる。これこそ見事な看護技術ではないか。そして、言葉として記述されてはいないが、我が国の看護の先達である大関や国分が、看護は意識の下にある身体と身体の相互交流としての営みであることをしっかりととらえた上で技術を伝えようとしていることに感嘆する。

気づかい

　今日の看護教育における看護手順は、看護師の行為のみに焦点があてられているように思う。もちろん、看護師の行為、すなわち体の動かし方は重要である。ベテラン看護師はスムーズに実行するコツを知っている。それをコツにとどめず、合理的な根拠のある方法として説明できなければならない。学生は横臥位から側臥位にする場合の患者の四肢の位置、手をかける部位、からだの重心移動など、ボディメカニクスにしたがってひとつひとつの動作を学ぶ。患者にも看護師自身にも負荷のかからない解剖生理学的な意味で安全で安楽な方法として説明される。しかし、そこには大きな落とし穴がある。ボディメカニク

スは人間の物理的身体のメカニクスなのであり、それ以上のものではない。

シーツや寝衣の交換に他者の手を必要とするのは、多くの場合麻痺や手術後の痛みなどによって自力では動けない患者である。麻痺のある患者にとって、その四肢はどのように感覚され、あるいは認識されているのか？ それによって寝衣交換の受け止め方はさまざまであろう。そうした患者への気づかいなくして行なわれる行為は、たとえ手順に誤りはなくとも、看護の技術としては失格である。

4．実習の意味

看護教育をはじめ、一般に知識や技術を伝えるために用いられるのは言葉であり、文字である。それは、いわば頭で覚えてもらおうとする方法である。

これまで述べてきたように、看護は人と人との間に生じ、両者の身体的な相互作用として営まれている。看護師の実践は固定した技術の対象へのあてはめではなく、そこでは必ずふれあいが生じている。看護学が実践の学問であるとするなら、目に見える行動と結果を記述するだけではなく、そうした実践のプロセスにおけるふれあいの実相、すなわち看護師と患者の間に生じることに関心を向けなければならない。

また、実践を知るには実際に行ない実感を伴って理解する必要がある。言いかえれば実践は「からだで覚える」しか方法がないのである。「実習」はそのためにある。看護教育が看護師養成教育から看護学教育へと理念的な変化を遂げたとしても、

実習が必須であるとことに変わりはない。人と人とが「からだ」も「こころ」も一体となったところで関わり合うことを、文字通り「身をもって知る」機会とすることが重要である。

　頭で覚えた知識だけで「わかる」ことは限られている。いわゆる「体験して初めてわかる」ことは決して少なくない。体験は個人的なことであり主観的に語られる。ゆえに科学の対象にはなりにくいということは言えるであろう。しかし、だからといって学問的関心の埒外に置いてしまったら、実践の学を標榜することはできないのではないだろうか。

　少々話を飛躍させて締めくくりたい。
　人間が、ここまで生き延びてきた理由の原点は火の発見とそれを人工的に熾すことであったであろう。まだ意識的に何かを伝える言語を持たない人間は、すでに技術として火熾しをはじめとする生きるための技術を身につけていたはずである。すなわち、言葉の前に技術はあった。看護技術もまたしかりである。人間が他者と生活をともにする社会性を獲得した・は・じ・めにまでさかのぼって、看護技術をとらえ直してみたい。

5. 技術の修得

　看護の基礎教育において真っ先に教わるのが、たとえばベッドメーキングとか清拭や洗髪などの療養生活の世話や、血圧や脈拍などバイタルサインの取り方などである。試験の前に学生たちは何度もくり返して練習する。からだで覚えようとしているのである。技(わざ)を覚えるにはくり返すことが必要である。く

り返しによる習得は人間生活の基本でもある。歯磨きや洗面といった習慣的行為は、くり返しによって慣習体系として・生・活・す・る・人・間を形成していく。

反復

　くり返しについては本質的な指摘がある。松本[★5]は、人間の生にとって「反復」が重要な意味を持つと述べている。くり返しに関する彼の指摘をまとめると次のようになる。人の生活の日常はくり返しであり、それは食事や通勤のくり返しだけではなく、育ててくれたゆりかごの揺れやブランコ遊びの往復運動もしかりである。学習もまた真似ることのくり返しである。日記をつけることも追憶による一日のくり返しである。そして、追憶に含まれるくり返しの作業は、過去と現在の自分を結びつけながら自己同一性を形成するはたらきをしている。反復は、人間の生活を支えている本質的な単純さなのである。

　そうしたくり返しが慣習体系として人間に定着するのは、意識の上にではないことに注目すべきである。それは「身体の記憶」として定着するのである。重度認知症の患者さんの例をみてみよう。彼らは歯ブラシや歯磨きのチューブを渡してもそれが何にどのように使用するものなのか、あるいはそのモノ自体を認知できない。さらに歯ブラシに歯磨き粉をつけて渡しても、やはりどうしたらいいのか戸惑うばかりである。しかし、それを口の中に入れてあげると、彼らは手を動かして歯磨きを始める。かつてくり返されたことにより慣習体系として身体が記憶

★5　松本雅彦：言葉と沈黙；精神科の臨床から,p215-216, 日本評論社, 2008

しているのである。
　技術の修得はすなわち身体化である。くり返しにより身体記憶としていったん定着すると、それはまさに身についたものとなる。自転車に乗れるようになった人は、長い間乗る機会がなくても乗り方を忘れてしまうということはまずない。からだが覚えているからである。その道のプロの技も同じである。付け焼き刃とは違うのである。

第5章　関係としての身体
身体の重層性、全体性、現場性

　ここまで述べてきたように、私の関心は身体から離れることがなかった。というより、その時々の関心は、いつも身体の問題へと収斂していったのである。研究的な取り組みにおいてもそれに触れることになったのは、けだし必然であった。しかし、いま思うと、当初は課題が見えてくると、わからないことのすべてを網で一気に掬いたいという性急さがあった。身体には、そう簡単にはうかがい知れない奥深さがある。分け入るほどにそう思うしかなかった。しかし、それゆえにいっそう、身体は私を魅きつけてやまないのである。

1. 身体の重層性
意識的身体、オノマトペ的身体、原初的身体

意識的身体——身体の表層

　私たちが通常使用している体という言葉は、もっぱら心とは区別されて解剖生理学的な対象として客観的に存在する身体を指している。意識でとらえることのできる身体である。頭、顔、躯幹、四肢、それらを覆って物質的個体を成り立たせている皮

膚。脳や、循環・呼吸・消化・吸収・排泄・内分泌・代謝をつかさどる各臓器、運動器官や感覚器官。これらを機能させている血管・神経・リンパである。直接に見たり触ったりできないものもあるが、見えなくても聞こえなくても、解剖学用語あるいは生理学用語に変換され、言葉で説明された知識となり、それとして認識できる物質としてのからだのことである。

　産業革命を経て、18世紀、19世紀は自然科学の発達した時代であった。そして20世紀、この科学の力によって医学は飛躍的な進歩を遂げた。21世紀にかけて分子生物学の発達がめざましく、今や解剖生理学を超えて、DNAといういわば神の領域に侵入するまでになっている。それでも、意識そのものは科学的な対象となりにくく、意識の座とみなされる脳内は未開拓の分野として残されていたが、高次脳機能障害の研究をとおして多くの発見がもたらされた。例えば、海馬は記憶の機能を、扁桃体は主に感情機能をつかさどっているらしいということがわかるようになった。

　科学的な探求が進むにつれて、わたしたちの体の理解も進んだと言えるだろう。体に起こる現象が科学的に説明され、認識できるようになる。科学的な説明が進むということは、要素に分けられ、それらの1つ1つに言葉が与えられるということである。それは体が細分化されていくということを意味する。その結果、医学的知識は細密化する一方であり、その集積はぼう大なものとなっている。しかし、いくら1つ1つの現象を取り上げて精密に解明できたとしても、それを身体全体の理解に置き換えることはできない。なぜなら、それは、私たちが意識的にとらえ、言葉で定義されたかぎりでの身体だからである。

医学的に積み重ねられた知は、あくまで身体の"表層"についての理解なのである。

オノマトペ的身体──身体の中間層

私たちはまた、「からだ」という言葉を、「からだで感じる」とか、「からだでわかる」とかいうふうに、明確に言い表わせない現象を指して使うことがある。このときの「からだ」が意味するものは、上に述べた身体の表層とは異なると考えられる。意識にはのぼってくるが、言葉の一歩手前にある何らかの感覚、体感あるいは体験がある。すなわちそれを実感している「からだ」があるにちがいない。

第1章で述べた「えもいわれぬ」感覚や触覚の記憶を思い起こしてほしい。私たちはそれを明確に定義づけることはできず、オノマトペ的に表現して、わかる人には「ああ、そんな感じ」と伝わることを期待するしかない。身体の表層のようには意識的にとらえることがむずかしい身体の層である。いわゆる五感の中でも、味覚や嗅覚、触覚は、視覚や聴覚より未分化で原始的な感覚と考えられ、その感じを言葉で定義する（尺度化する）のはむずかしい。触覚は対象との間の直接性が強いだけに、とくに対象が人の場合、からだの奥から発している雰囲気とか、触る側の事情なども関係してくる。その感覚には相互性が詰まっているように思われる。

やわらかいとか冷たいとなどという既製言語をもってしては伝わらない何かがある。「フンワリしてサラサラしている手、だけど、ヒンヤリしていた」などと言われると、どこかしら、その手の持ち主の内部の状態と、それをオノマトペで表現した

側との間の相互的な交流までが実感できる。科学的に明確に説明できなくても、「そういうことはある」「わかる」と了解はできる。そのようなレベルでとらえられる身体をオノマトペ的身体と呼ぶことにする。

　それは、意識的身体と、後に述べる原初的身体との中間層にあると考えることができよう。意識的身体は実体であって空間的・時間的に物理的尺度で測定できるのに対して、この身体はそのようにとらえることはできず、空間も時間も状況に応じて伸び縮みや動きが見られる。

"領域"を持つ身体

　統合失調症の急性期では、指差しをしたり、患者さんの身の回りのものに勝手に触れることはタブーである。指差しは侵入的であるし、身の回りの物は彼の身体の延長でありその人の領域だからである。統合失調症の人でなくても、親は子どもに「人を指差ししてはいけません」と躾ける。誰かから「お前！」と指差しされたら、それだけで脅威を感じるであろう。自分を指差している他人を見れば、まるで自分が悪口を言われているかのように感じるものである。指差しされただけで、何か穏やかならぬ気配を感じる。「ドキッとした」としか表現できないのは、意識的身体における刺激の知覚としてはとらえられていない事態だからである。オノマトペ的身体が反応しているのである。

　使い慣れた身の回りの物に愛着を感じるようになる、あるいは「なじむ」という感覚もオノマトペ的な身体のあらわれである。そうした物や環境は、その人にとって身体の延長であり、自らの領域となる。自分専用のマグカップ、愛用しているペン

などを勝手に使用されたりするのは嫌なものである。日本人なら、日常使う箸や茶碗など誰々のものと決まっているのが普通である。他者にそれを使われることは、自分の身体領域を侵されたような不愉快さを感じる失礼なことなのである。意識的な身体においては自己と環境は明確に分かれているが、ここでは身の回りも自分の身体のように感じられているのである。

　携帯電話やスマホ、あるいは、音楽を聴いているのであろうか耳にはめているイヤホーンなどは、他者が入り込めないような空間を自ら設定しているように感じさせる。混んだ電車の中でもそれに没頭している彼らは、意識的身体を忘れ、他者を寄せ付けない身体に閉じこもっているように感じさせる。他者の侵入を阻止するバリヤーをまとっているかのようだ。

　意識的身体として表層にあらわれている体は皮膚で区切られる。しかし、オノマトペ的身体においては、皮膚という境界を持たない。一定の空間的区切りはなく、ある時は非常に狭く、ある時はとても広い。たとえば、緊張感あふれる会議室で縮こまっているときの身体領域は狭い。だが、雄大な山をみて感嘆の声をあげるとき、密閉された部屋から緑いっぱいの庭に出たとき、身体の空間領域は一瞬のうちに広がる。

病気における身体の異変

　病気について考えてみよう。病気を体の異常としてとらえるだけでは不十分である。とくに、疾患ではなく患者と関わる看護においてはそうである。「症状」は体の変化を表わしており、医学は、その原因を科学的に究明し、治療的な対策を講じる。それが効を奏せば病気の症状は消えるはずである。しかし、病

人が感じているのは個々の症状だけではない。もっと全体的な身体の異変であり、健康時とは異なる、まさに「ただならない」感じに襲われているのではないだろうか。周囲の者も、症状だけではなくて、本人には意識されなくとも、元気のなさや表情の暗さなどいつもとは違う気配を感じて「病気ではないのか」と心配になる。本人は、病気を認識すると病人らしくなるものである。そして、病気が「治った！」と感じるのも、自覚症状の有無には還元できない実感である。

ちょっとした怪我なら、痛くても「病気」とは違う。そのとき私の身体は患者にはなっていないのである。患者になるということは、意識的身体の違い（異常）を感じるだけではなく、オノマトペ的身体の変化を伴うのである。看護が関わるのはそのような患者である。

「触れる」ということ

自己と他者の境界が曖昧になっている統合失調症の急性期にある人々にとって、他者から触れられることは、彼らのオノマトペ的な身体領域への無遠慮な侵入を意味する。それは脅威でしかない。しかし、多くの患者の場合、すなわち苦痛と不安の中にある人、異変に怯えている人の場合は、逆に、手を握られたり、肩を抱かれたりする「ふれあい」が求められる。患者の身体に触れる看護師の手は、抱えきれないでいる不安、苦痛、恐怖を和らげ、軽くしてくれる援助の手となるであろう。この場合、自他の境界を越えることは侵入ではない。前章ではそれを「相互浸透」という言葉で表現した（☞第4章—1）が、患者と看護師の間に起きているオノマトペ的身体レベルでの交流

が、看護においては決定的に重要な意味を持つのである。

「触れる」という言葉の意味[★1]を考えることは興味深い。

看護師が患者に「触れる」ということは、単に物理的な接触にはとどまらない身体的な接触なのである。処置であれ検査であれ何らかの「目的があって触れる」、痛そうな表情や悲しそうな顔を見て「つい触れる」、辛い治療や苦悩している患者を「励まそうとして触れる」など、さまざまな場面でさまざまなレベルの触れる行為がある。看護師は、それらが遂行されるとき常にオノマトペ的身体の交流が生じていることに自覚的であった

★1 「触れる」という言葉の意味
ずいぶん前になるが、『ナースステーション』(1971年創刊の季刊誌、1990年通巻77号で発行を終えている)の"看護思潮"で「ふれる」という言葉がテーマに取り上げられたことがある(『「ふれる」ことの哲学』をめぐって, ナースステーション, Vol.15,No.1, 97-111,1985)。坂部恵(哲学者)の著書『「ふれる」ことの哲学;一人称的世界とその根底』を話題に、富田幾枝、川島みどり、藤村龍子、南裕子という錚々たるメンバーが縦横に語り合った座談会である。身体に触れることが看護の原初的ありかたであることが語られたうえで、触覚への注目、また、全存在的に'ふれる'ことまでをも含む言葉の意味の奥行きの深さへと考えが進む。しかし、「ふれることはいいことだ、ではなく」それが患者の身体内部への侵入的事態でもあり得るという指摘から、話はさらなる展開をみせる。
南は「ふれるというのはトランスアクションだと思うんですね」と述べている。インタラクションまでは科学的な論理(ロゴス)で行けるが、トランスアクションとなるとそうは行かない。つまり、ロゴスではなくパトスの知として論じる必要があるということである。本書でも述べた、統合失調症急性期(精神構造の解体寸前の時期)の看護においては、患者に触れることに対して慎重であらねばならないという指摘もある。他者との垣根を超えて患者の苦痛や苦悩を共有していくことは看護そのものである。触れる行為は強い相互作用性を持つゆえに、同時に侵入性も強いのである。看護は患者に触れることなしにはあり得ないにもかかわらず、これまで、その意味は低く見積もられてきた。本座談会は、そのことに対する反省を深め、あるべき看護学への示唆に富む貴重な記録である。看護過程の展開が強調されすぎていることへの言及も見逃せない。アセスメントが終わって次に看護がくるのではない、看護においては「アセスメント自体がすでに治療なんだ」と南は言う。こういった議論が、今から30年前にすでに行なわれていたことに驚く。しかし、パトスの知は今も遅れたままではないのか。私たちはいったい何をしてきたのだろう。

ほうがよい。

時間の拡張——現在としての過去

　オノマトペ的身体は現在と同時に過去も生きられている。デジャ・ビュや痛みの身体記憶などは、オノマトペ的身体の時間的な領域の拡張を示唆するものである。トラウマ、心的外傷後ストレス障害（PTSD）においてみられるフラッシュバックもそうである。フラッシュバックは実にリアルである。阪神淡路大震災で家の崩壊を目撃した人たちが、数年を経ても、ふとした瞬間にビルがバラバラと崩れ落ちていくのが見えたりすることがあるという。トラウマは抱え込まれ、ふつうであれば、それほど気にしなくてすむ情景によって身体は底から揺らいでしまう。意識の上では過去のことであっても、意識のすぐ下では現在として続いているのである。

　いつも同じ音楽を流して車を運転していると、車を降りても身体のどこかでしばらくの間同じメロディーとリズムが響いている。運転していた時に流れていた音は、車を降りた瞬間にすでに消えているはずである。しかし、今というリアルな時間に、実際に響いていないその音が身体のどこかに残されて響くのである。身体は時間がたってもなお音の記憶を宿し、かつしばらくの間その音をどこかで響かせている（残響）。それは聴覚や視覚（残像）にかぎらない。日本語には「残心」という言葉もある。

　デジャ・ビュは過去のある一瞬の身体経験の総体とも言うべき記憶である。いつか体験したことのある過去の情景という味わいが甦るのである。

このようにとらえられる身体は、現在の時間においてのみリアルを紡ぐのではない。今を超えて拡張された時間を孕んでリアルを生きている。それは、看護にとって何を意味するかを考えてみよう。

病巣が切除され、痛みが襲うことの可能性はなくなったにもかかわらず痛みを訴える患者、母親の末期と同じように苦しむに違いないと思い込んでいる患者、60歳を過ぎても幼少時のトラウマから解放されない患者がいる。彼らの痛みの原因を身体の表層に求め、生理学の知識に頼ろうとすることも、鎮痛剤の処方を待つことも無効である。意識下の身体では、彼らの過去は決して終わっていない。痛みはそこに発している。

すぐれた臨床看護師はそのことを察知し、患者の状態を丸ごと受け止めて、寄り添うという行動を選ぶであろう。過去を抱えたまま今を生きている彼らの身体にとって、第一に必要なことは、今しかない意識的な身体に対するキュアの方策（医学的処方）ではなく、ケアそのものであることを知っているからである。

念のために言い添えるが、生理学や医学の否定ではない。たとえその現象が生理学的に解明できたとしても、果たしてそれが目の前の患者にかかわる・看・護・の根拠になるのだろうか、と言いたいのである。生理学的な根拠だけを看護の根拠にしていいのだろうか。

原初的身体──身体の基底層

さらに、第1章で原初的身体と呼んだ身体がある。もっとも深層にある身体で、日常意識されることはなく、言葉で説明す

ることのできない身体である。理由もなく予兆を感じとったり直観したりするのは、この身体のはたらきであると考えられる。死者の言葉や神様のご託宣を取りつぐ民間信仰の教祖や、俗に「霊感が強い」と言われる女性がいたりするのも、原初的な身体をまさに体現化している人たちなのだと考えれば、そう不思議なことでもなくなる。ふつうの人たちでも、嫌な予感がすることはあるし、虫の知らせとか第六感などという言葉があるということは、説明はつかなくても人間にはそのような感覚があたりまえに備わっているということではないだろうか。

　私たちは、彼女たち（民間信仰の教祖は女性が多い）や、第六感を科学的には認めていない。現実的な生活を送るうえで、それに頼っているわけではない。しかし、すべてを迷信やインチキとみなしてかえりみないという人も少ないであろう。私たち看護職は、自ずと出てしまう奇妙な溜息であったり、後ろ髪引かれるような切なさのようなものであったり、身体の底の底で何かを感じている感覚は、言葉に表わせる根拠にはならないが、結果的にそれが前兆だったと思えるような体験を何度もしているのではないかと思う。

　何となく陰性の感情が、あるいは自分の中に何かモヤモヤしていたものが、段々せり上がってきて、発火点に達した時に「あー、あれは怒りだった」と思ったようなことはないだろうか。そんな時私は、言葉というのは自分が感じていることや体験していることのすべてを十分に表わせるほど多くはないと思うのである。人間の感覚を言い表わす言葉（形容詞）だけを考えても、感じられることすべてに比べればはるかに少ない。

　冒頭で私には今も忘れられないMさんの「儚い」空気につ

いて述べた。これは、私の原初的な身体が何かを感じとってはいるが意識化されないでいる、つまり発火する前の「くすぶり」のようなものではなかったか。A子さんやB子さんの自殺にまつわる体験で述べた予兆や兆候もまた、意識にはのぼらなくとも、原初的身体が感じとっていたことを示唆するように思われる。現場で働く看護師の直観力というものを、原初的な身体に根拠を持つものとしてとらえなおすことで、私たちの身体能力の全体を臨床看護に活かす方策を考えていくべきではないだろうか。

また、第2章で述べた節子さんと庄三さんの感動的な交流は、基底層にある原初的な身体と身体が感応している姿である。看護師はそれをしっかりと評価し、彼らの健康的なあり方として見守る存在でありたいと思う。これまで意思が通じないと思われていた患者との交流の可能性がぐんと広がるはずだ。半ば諦められていた看護の可能性がひらけるように思うのである。

2. 身体の形成　歴史が刻まれていく身体

発生

こういった重層的な身体はどうやって生成し、あるいは形成されてきたのだろうか。意識の発生は言葉の発生を伴う[2]ことからすれば、解剖生理学的にとらえられる意識的身体は、人間が生まれてからずいぶん後になって手にした身体認識である。中間層をなすオノマトペ的身体は、言葉の一歩手前にある身体

---

[2] ジュリアン・ジェインズ（柴田裕之訳）：神々の沈黙；意識の誕生と文明の興亡, p88-90, 紀伊國屋書店, 2005

認識であるから、それより以前、生まれてから環境的に生きるなかで程なく獲得された身体認識であろう。それに対して、基底層をなす原初的身体は生得的であり、人類が共通にそなえているものであり、生まれたときには出来上がっていた身体である。意識的な追求は不可能であり、認識されない。

よく考えると、人間における発達は社会化をたどることにほかならない。身体に即して言えば、原初的な身体が生物として直接的に生きることから、意識を獲得するとともに表層を厚くし、社会適応的なコントロール能力を高めることである。それは社会的動物としての人間の意識的で理性的で合理的な存在様式の獲得なのであるが、一方で、生来の身体能力を削ぐ、あるいは変質させることでもあった。高岡[★3]の表現に従えば、発達とは人間の原初から遠いところへと離れていくことである。

しかし、いくら発達を遂げた人間であっても、基底層の身体が消滅したわけではない。それはまさに生物として生きることを支えている基底なのであるから。意識化がすすめばすすむほど底のほうに隠れてしまっているだけである。

発達——意識される身体

社会によって、時代によって変容する身体

発達した人間は意識的で理性的で合理的である。そうして社会化した人間の身体は、時代とともに社会の発展とともに変容していく。身体の変容に関して、三浦[★4]はパール・バックの小

★3 高岡 健：自閉症論の原点；定型発達者との分断線を超える, p206, 雲母書房, 2007
★4 三浦雅士：身体の零度, p70-73, 講談社選書メチエ, 1994

説『大地』を素材にして以下のように語っている。

「王龍が富裕になったと同時に、身体に気を配り始める。弁髪を切り、それからむやみに清潔になる。(中略)パール・バックの『大地』の小説が、19世紀から20世紀に起こった世界的な身体の変容を象徴的に描いた作品として読まれるべきかもしれない。(中略)王家三代の変化──集団の意識・階級の意識・時代の意識を滲ませている。」

強迫的な清潔志向は近代化に伴う大きな特徴である。特に臭いへの反応は顕著である。排泄物の臭いを覆い隠すために香水が発達した。最近では加齢臭や汗や足の消臭にまで気が配られる。挙句、心地よい香りであったはずのフレグランスさえも「クサイ」とされて無臭であることが求められたりしている。

情報化社会は匂いを排除して、デジタル信号だけが飛び交っているように思える。人々は他者と直接ふれあう関係を拒絶しているかのようである。今や人と人のかかわりはインターネット、SNSなどの通信手段が主流になりリアルな時間も空間もない非現実的なものになってしまった。現実を生きるのが身体であったはずであるが、通信ネットワークが張りめぐらされた情報化社会のコミュニケーションにおいては、身体をはなれた意識がいともたやすく空間を超え、無限に高速化されてゆく。情報処理に追われるだけの身体は、無個性に漂白されてしまったかのようだ。

痩身に対する美意識、高齢者の若さへの執着などもそんな時代を反映しているように思われる。社会によって時代によって変容するのが人間の身体である。

「こころ」と「からだ」に分かれた身体——身体の再所有

　ダイエットは、昔はコルセットなどで体を外から縛り、今は減食やサプリメントなどによって体を内側から縛ることである。そうして自分を変容させようとする。リストカットや刺青も自分を変容させる行為であろう。身体はこのとき「こころ」と「からだ」に分断されている。三浦[★5]はこう述べている。

　「刺青や化粧、いわゆる身体加工は、意識があって身体があるというこの感じを現実化したものであるように思われる。取替えがきくような身体を、はっきりと自分のものであると感じるための仕掛けとして、身体加工が登場したように思われる。言ってみれば身体の再所有である。」

　「意識があって身体がある」というのは、自分の体を自分のものだと確かに感じている状態がけっしてアプリオリなものではないということである。すなわち、意識的身体が自分の体となるのである。それは、オノマトペ的身体がせり上がってきて「これ」として意識された後である。刺青や化粧、そしてダイエットなどの身体加工は、「この」からだが自分に帰属していることを無意識的に認めているから行なわれるのであるが、この時、自分のからだに対する認識は大方が否定的である。汚いからだ、醜いからだ、弱いからだである。自分で認めたくないからだは変化させなくてはならない。自らの意志で加工を施し変化したことによって、このからだをようやく自分として認めるのである。つまり、人間のからだは所与の自然性のままではありえず、変化し、くり返し再所有されるのである。

★5　三浦雅士：考える身体, p89, ＮＴＴ出版, 1999

どうしてこのようなことが起こるのかといえば、意識的身体は、自己意識において「からだ」と「こころ」に分断されるからである。こころとマッチしないからだは疎外される。それは同時に、こころが拠りどころを失うということを意味するであろう。変化したからだにこころは拠りどころを見いだす。そのようにして人間は一生の中で何度も身体を変容させ、再所有をくり返すのである。もちろん、再所有と変容をくり返すのは、意識的身体においてのことであるが。

このような「からだ」と「こころ」の関係にみられる人間の身体のからくりを理解することは、看護におけるかかわりを考える糸口となる。

老いの進行と身体──還っていく身体

老いの進行に伴って、認識はあやしくなる。意識がうすれる（ぼんやりする）ことも多くなる。それと同時に、意識的身体にかわって、意識下にかくれていた身体（オノマトペ的身体～原初的身体）が姿をあらわすようになる。そのことについては重度認知症患者の行動観察にもとづいて第2章で述べた。

老化した自分の顔を見たとき、自分ではないように感じてしまう。鏡に映っているこの顔は自分なのだろうか？　そうかもしれないし、そうでないかもしれない。曖昧なまま認識と実感が離れていく。また、認識できても、それを指し示す言語がみつからなくなる。物忘れが頻繁になる。いま、ここでの現実と、過去にあったことの間がぼんやりしてくる。

オノマトペ的身体においては、言語は文字通りオノマトペ的なものになる。

時間は、中井[★6]が言うところのクロノス的時間（物理的時間、暦の時間、時刻）からカイロス的時間に変わる。クロノス的時間は時計が刻む時間であり、誰の上にも平等に過ぎていく時間である。それと違ってカイロス的時間は人間的な時間であり、一人ひとり、または置かれている状況、あるいは状況を感じ取る感性によって長かったり短かったりする。そこには客観的、物理的に測定できる時間認識がない。

　認知症などによる認知障害が顕著になってくると、彼らは過去・現在・未来の区別もつかず、速さも長さも伸縮自在な時間を生きているように見える。私は、それを、人間が社会的な発達とともに形成してきた意識的身体から、今や発達のプロセスを逆にたどりオノマトペ的身体へ、さらに原初的身体へと還っていく身体ととらえた（第2章）。

見方を変えると見えてくること

　現在の看護学は母性・小児、成人、老年と人の発達段階で区切り、それぞれの特徴に即して看護を考えるように構成されている。解剖生理学的な体の発達と、それに伴う心理的発達という観点から人間をとらえ、その正常な発達を促すことが看護の目標とされる。発達についての知識的基盤は、言うまでもなく医学と心理学である。しかし、発達を科学的に評価するだけでは、上に述べた身体の変容や再所有のようなことが起こる人間に対する理解が抜け落ちてしまう。

　近年、成人一般とは分けて老年看護学を独立させて追究する

★6　中井久夫：精神医学の経験;分裂病, 中井久夫著作集第1巻,p140-141, 岩崎学術出版会,1984

ようになったが、発達的な見方が変わったわけではない。成人期に獲得されていた機能や能力の衰えを問題にして、それを予防することや回復を図ることを目標にするのであれば、従来の発達観の延長線上で考えているだけである。また、成人を発達の頂点とはしない、生涯発達心理学という総合的な人間観にもとづく考え方が知られるようになった。とくに看護にとっては重要な意味を持つ考え方であり、老年看護の理論的バックボーンになるであろう。だがそれも、発達的な見方という点では同じである。

　それに対して、私が身体的な見方の重要性を述べ、「からだでもなく、こころでもなく」身体そのものへの関心を喚起したいと考えるのは、以下のようなことが言いたいからである。

　子どもの世界の理解に向けられる目は、老いや認知症を抱えた高齢者の理解に直結しているように思われる。幼児の喃語や表情の動きをとらえてケアにあたる看護は、高齢者の看護にも活きるはずである。老いを身体論的にとらえた、子どもの身体へと還っていくプロセスであるという理解は、彼らから見える世界の理解に役立ち、彼らの日々の行動や関係の持ち方、そして看護師のかかわりの意味を明らかにするであろう。そうなれば、意識的身体の機能や能力の回復は不可能だとしても、彼らが生きられる時間を十全に生ききることを妨げないということが、基本的な看護の目標として位置づくであろう。そのための看護を考えること、すなわち環境を整えることや、生活支援者としての関わり方を追究することが看護学の課題となる。

3. 間身体的な現象

　認識が危うくなるのは老化ばかりではない。認識できてもそれを表出する力がなくなれば同じ事態が待っている。自分には認識されていても、他者にはそれを伝えることができないという障害を持つ場合である。三輪[★7]は「いのちが伝えてくるものにこたえる看護」と題して自動車事故によって脳に障害を受けすべての表出手段を失ってしまった植物状態の患者の看護の事例を伝えている。それらの事例は、「伝わること」は「いのちが伝えてくるものを感受すること」であることを、読者に文字通り伝えてくれている。

　こういった植物状態にある患者の看護における身体について考察したのが西村の『語りかける身体』[★8]である。西村は植物状態で療養を続ける患者さんの看護を長い期間観察した。担当看護師にインタビューし、時には対話しながら、身体の奥深い次元で患者と交流している看護師の経験を現象学的に記述した。同書の中で西村は、私がオノマトペ的身体と名付けたのと同じ現象を、「前意識的な身体の層」としてとらえている。前意識的とは、人間が対象に注意を向け感覚諸器官が動き出して対象的な関係が始まる一歩手前で、知覚としては未分化なからだの感覚、すなわち意識に先立つ体感の形容である。たとえば、その時の状況を「視線が絡む」と表現している。「手の感触が

[★7]　三輪清子：命が伝えてくるものにこたえる看護；植物状態患者のベッドサイドで，ナースステーション，17 (2)：24-30，1987

[★8]　西村ユミ：語りかける身体；看護ケアの現象学，ゆみる出版，2001

残る」といった身体の記憶として残っている感覚も同類である。西村はそこに看護師と患者の相互交流を認め、自分と他者という区別ができない、あるいは「見る―見られる」「触れる―触れられる」が区別できないような経験であると考える。それは、意識的な感覚として明確に説明できない、前意識的な層（オノマトペ的身体）に注目しなければ、それとしてとらえられないものである。西村はさらに「タイミングが合う」「雰囲気をつかむ」ということや、意識的交流はなくとも「馴染む」「慣れる」ことを契機として生まれる関わりあいがあることを、前意識的な身体層を想定することによって見事に説明している。

　このような身体は、表層の意識的身体のように解剖生理学でとらえられるものではない。実体的に常にそこにあるものではない。相手との関わり合いの中で押し出されてくる「間身体的な現象」としてとらえるしかない、ということに注目したい。

　意識がないと思われる植物状態の患者とのかかわりは、反応が得られないゆえに、看護師の反応もえてして機械的に済まされてしまうということもあるであろう。しかし、機械的な看護に対しては患者も機械的に反応する（それでは相手に「反応」として伝わらない）ということもあるかもしれない。一方、最近の脳科学の進歩は、そのメカニズムの解明が進むとともに、機械的な理解では片付かない人間の複雑さを逆にいっそう明らかにしているとも言えるのである。やがて、看護という対人的相互交流とそこに見られる間身体的な現象が、科学的に裏付けられる日が来るかもしれない。そうなれば、「機械的な看護」などという言い方自体が一掃されるに違いない。

4. 身体の全体性

　壮大に過ぎるかもしれないが、重層的身体を自然の姿に喩えてみたい。去年、東京から千キロほど離れた小笠原諸島に新しい島ができ始め、2015年の現在隣の西之島に合体した。新しい島が海底の噴火によって姿を現わしたのである。島はまだまだ大きくなりそうである。地球深部に眠るマントルがマグマとなって噴出し、海底を埋める。さらに噴出が続くと海底から海上へと溶岩は積み上がっていく。島はそうやってできていく。

　マントルは原初的身体である。マグマで埋められた海底はオノマトペ的身体である。そして、海上に姿を現わした島が意識的身体である。

　島は植物を育て、動物が住むようになり、さまざまに姿を変えていくであろう。しかし島は海底に連らなり、海水とマグマとの相互作用によってできた溶岩の塊を基盤とする。さらに元をたどれば、マグマの噴出があり、マントルすなわち地球の核に至るのである。空からあるいは海の上から、私たちの目には島しか見えない。しかし島は海の中に塊として存在し、さらに地球の深部にマントルとして存在する。私たちは常識的に島が植物や動物を育てていると思っているが、その島の機能を支えている、あるいは島を形成したものが、いま現在も同時に存在しているのである。

　「海底はつながっているんです。地球の深くにあるマントルが、ある圧力によってマグマとして噴出するんです。その噴出によってできた島の1つ1つに付けた名前が精神病の診断名な

んです」と，ある精神病理学の大家がつぶやいていたのを思い出す。統合失調症とうつ病とは診断名は異なるが、特有の症状以外に、身体の底にはさまざまな違和感が渾然一体となった塊があるに違いない。また、妄想や幻聴といった症状は認知症やパーソナリティ障害でも現われる。精神の病に罹患した人々は、ある1つの症状に悩まされるわけではない。診断名以前に、全体的な身体の異変に悩むのである。このように、身体は常に全体として機能している。

　重層的身体という言い方は、その構造をとらえているのであって、構成要素を表層、中間層、深層に分けているのではない。身体は部分（要素）には分けられない全体である。

階層構造の理解の仕方

　マズローの欲求（ニーズ）の階層説を思い浮かべてみてほしい。生まれたての赤ん坊の泣き声は「生理的欲求」の発露である。空腹が満たされるとすやすやと眠る。成長するにしたがって、人間には「安全の欲求」や「所属と愛の欲求」など上位階層にあるニーズが生まれる。さらに「承認の欲求」があらわれ、成熟した人間は「自己実現」を欲求するとマズローは述べる。例の三角形に描かれた図を見せられると、5つの欲求が別々にあるように思いがちであるが、実は、いくら上層へと移っていっても最下層にある生理的欲求がなくなるわけではない。もちろん、安全の欲求や所属と愛の欲求、承認の欲求もなくなってしまうということではない。生理的欲求が阻害されていて自己実現の欲求だけで生きることはできない。

　欲求を階層的な構造を持つものとしてとらえることで、人間

の行動をより総合的に深く理解できることが重要なのである。それぞれの欲求が状況によって強い動機として押し出されてくることはあっても、全体的な欲求によって、その人は人として生きているのである。身体もまさにそのような全体性である。常にその全体性が"リアル"なのである。

看護技術の全体性

　第4章で看護技術の手順について考え、その順番を変える、あるいは1つの手順を抜かせば成立しないということを述べた。看護技術はその評価も教育もすぐれて身体的な実践技術であるということ、全体性をとらえる視点が不可欠なことを述べたつもりである。心理的距離は少しずつ縮めていかないと相手には脅威になる。その距離の縮め方が手順であり、作法である。単に要領よく済ませるためのテクニックであってはならない。もう1つ、看護技術は「からだで覚える」ということを述べたのは、すぐれた実践技術は何度も何度も繰り返すことによって、慣習体系として身についた技となることが重要だからである。それは、オノマトペ的身体として定着し、必要なときに反射的に作動するようになるであろう。そのとき、看護師はケアする身体として患者とかかわっている。

　また、生活の援助にあたる看護師にとって、患者にはこういった慣習体系として身についていることがあると認識することの重要性は論を待たない。このことについては、第4章で重度の認知症の人に定着している歯磨き習慣を例にあげた。彼らは歯ブラシを渡されてもそれが何であるのか認知できない。戸惑いの表情をしたかと思えば、それをタクト棒のように振って見せ

たりする。次に歯ブラシに練り歯磨きをつけて渡してみる。戸惑いとしては同じである。しかし、それを口の中に入れてやると彼らは歯を磨く。昔あったはずの歯並びに沿って器用に歯ブラシを動かすのである。就寝前というほの暗い雰囲気、昼間とは違う衣服などという環境に順応するということもあるであろう。こういった全体状況の中で彼らは歯を磨くという慣習的な行動をとるのである。認知機能の欠落した彼らに、子どもに教えるのと同じように歯の磨き方を教えても徒労なばかりか、逆効果でしかないであろう。その人の慣習体系として身についていない行動を新たに意識的に身につけさせようとすることも、恐らく同様である。身体の全体性において成り立っている生活行動を活かしてあげること、失わせないようなはたらきかけが大事である。

5. 見えるということの関係性

　全体性、ホーリズム（holism）という言葉は、自然も人間も1つ1つを加算する以上のものとして存在するという意味である。箱を作るにしても糊しろがなくてはならない。階段には踊り場があったほうがいい。料理には箸休めが、文章には遊びが必要である。全体性とはそういうものである。

　意識的身体、オノマトペ的身体、原初的身体という重層的な身体は常に1つの全体性として機能する。薄っぺらなものではなく、厚く、深く、流動的で臨機応変にはたらく。看護師が患者と出会うとき、お互いがこういった身体的存在として出会う。切迫しているように見えたり、拒絶しているように見えたり、

あるいは逆に、すがるような目に出会ったりする。絶望の淵でなす術もなくただ彷徨っている人もいれば、淡々と自分の病気と対峙している人もいる。苦痛に耐えかねて切実に助けを求めている人もいる。患者と看護師は、そういった相互に感じ取られる互いの「見え」の間で関わる。このように患者が見えていなければ、看護という実践的ケアは進まない。

　アセスメントという言葉は科学的で客観的な響きをもつ。一見、看護師の意識的身体の層で行なわれていることのように思われるかもしれない。しかし、科学的に定義され意識的・客観的な言葉になった「情報」だけを根拠にした看護実践というものが考えられるだろうか。医学データとは別に「看護独自の情報」が必要とされているにしろ、それも、よく言われる「客観的な観察」によって得られるもの以外は認められないとすると、疑問がわく。

　上で述べた「見え」という相互の間でたちあらわれるもの、重層的身体がなければとらえられない情報がある（正しく言えば「情報」ではなく、西村が言うところの前意識にとどまる「情報化されない何か」であるが）。この「見え」は「見ようとしなければ見えない」と言うのとは違う。むしろ、見ようとしなくても「見えてしまう」と言ったほうが近い。患者と接したときオノマトペ的身体をとおして伝わるものであって、感覚をはたらかせた観察の結果ではない。それが表現されて情報となることは少ない。客観的な保証のない主観だからである。しかし、実際にはその主観抜きに看護師が行動を起こすことはないのである。

　看護に先立ってまず客観的な情報とアセスメントがあるわけ

ではない。看護師の全体性としての身体によるわかり方がまずあるのである。同時に患者からのわかられ方もある★9、ということも付け加えておこう。それはなにも看護に限ったことではない。すぐれた臨床家はみな知っていて、それを活かすことを考えている。看護師自身の身体こそ看護独自の情報源になるべきなのである。現在の看護学はそれを見過ごしているのではないだろうか。

また、科学的なアセスメントあるいは看護診断は、看護を展開するための指針であり、手段であるととらえられている。しかし、よくみると実はそうではないことがわかっている。伊藤の博士論文（☞77頁脚註）では、研究前の仮説として、アセスメントの後に実際の看護が始まると考えられたのであるが、結果は、そうではなかった。患者の実感としては、看護師がアセスメントを終えて、これからこれをします、あれをしますと看護展開に移るまでの間に、自分は看護されていると感じたという。アセスメントしている最中がすでに看護実践なのであった。

6. 身体の現場性

臨床実習での出来事である。急性骨髄性白血病であった。若くてきれいなその女性は個室のベッドに横たわったまま荒い呼

★9 身体によるわかり方、わかられ方
そうした知のあり方については、これもずいぶん以前になるが、『ナースステーション』誌が「＜伝わる＞と＜伝える＞」という特集を組んでいる（通巻63号、Vol.17,No.2,1987)。先に紹介した三輪の論文（☞108頁）もその中の一篇である。中井久夫：「伝える」ことと「伝わること」(p10-16)をはじめとして、どの論考も興味深い。鈴木正子：看護におけるコミュニケーションの原初的構造(p17-23)は、言葉に先立つ「身体を介しての〈伝わる〉」ありかたが看護においては本質的に重要なことを説き明かしている。秀逸である。

吸をしていた。私は受け持ちであった。一度訪室したものの再びその部屋に行くことができなかった。怖かった。その部屋は「瀕死」であった。患者さんから見つめられても言葉を発することができない、手を握ればすぐに壊れてしまいそう、部屋の空気が薄くなっていく、存在の希薄さと命の重さがせめぎ合う現場であった。

　看護学教育課程における臨床実習の目的は、机上での学びと実践をつなぐことであったり、理論の現場への活用であるなどと大仰に言われる。どう転んでも、それは実習要綱に記載される教育的お題目ではあっても、本質的な意味ではない。現場というのは、雑多なものが交錯する場、あるいはまるで正反対にある現象が混在し同時に進行する場である。医療現場も同じである。

　ある病室では、がんの末期にあって痛み止めの注射を待っている患者さんがいる。その部屋の空気は切迫している。別の病室では、退院を控えて明日に希望をつないでいる患者さんがいる。空気はまったく違う。しかし、実習では、学生が前者のようながん患者を受け持つ場合、まずなすべきことは、死を迎える段階のどのあたりにいるのか、病態生理学的にどのような現象が起こっているのか、家族や友人らとの関係はどうか、経済的な問題はないのか等々、１つ１つをアセスメントすることであるとされる。

　それらは学内演習などで訓練されればいいのではないかと思う。現にペーパーペイシェントを使っての演習はよく行なわれていることである。冷静なアセスメントに時間を費やすために、臨床現場に身を置くことにどれだけの意味があるのだろう

か。患者さんは痛みを抱え、生きる時間が限られた中で息をしている。身体としてそこに厳然として在る。張り詰めた空気、患者さんから漏れ出すさまざまな臭いや音、看護師が手を触れやさしいマッサージを施すときの安堵の表情。その渾然一体となった現場の真っ只中に自分の身体をすべらせてみる。そうしてみてはじめて・わ・か・ることがある。その体験こそが大事なのではないだろうか。臨床実習の意味は、何よりも、病んでいる人々が生きている「場」に身を置くことである。

　患者がいるところはすべてが臨床現場である。在宅での看護は、この現場性を強く感じさせる臨床現場であろう。玄関へ一歩踏み込んだときの印象、生活の道具やしつらえや臭いのすべてが、そこに住む人と同居する人々についての情報をもたらしてくれる。

　看護に関する調査研究もしかりである。廃坑になった町に暮らす精神障害者の兄弟に関する調査をしたことがあった。彼らが暮らしてきた現場に身を置いたとき、そこに吹く風の臭いとともに、歩いたであろう道に響く靴音までが聞こえてくるような気がした。

第6章　身体の理論と看護学

　看護学に"生活概念"がないことに疑問を持ったのはずいぶん昔のことである。そして、生活概念がないのは、対象は疾病ではなく人間であり健康に焦点を当てると言いながら、その人間観は医学生物学的・心理学的人間観にどっぷりつかったままであることに関係すると考えられた。それは、科学的な言葉が与えられていない「身体」へのまなざしの欠如を意味する。

　芸術や哲学、人類学、精神病理学などでは身体は重要なキーワードである。看護学も、ニード論や対人関係論という理論的な二大潮流において、患者（クライアント）の全体性や相互性について論じられていることをみれば、人間の身体的なあり方を無視してきたわけではない。「看護はアートである」と言われるとき、日本語で「技術」としないで「アート」という言葉をあてたのは、そのことで伝わるニュアンスを含意させたいからであろう。そこには身体への関心がのぞいているように思う。しかし、看護理論の中で取り上げられた身体は、本書で述べてきた身体論に照らすと、意識的身体でしかなかったということに気づくのである。

1. 身体論的な見方とは

看護理論における身体論の不在

　ニード論というのは、人間の基本的ニードを意識化し、それを満たすことを看護の目的とみなすことから導かれた方法論で

ある。ヘンダーソンがあげている14の基本的ニードのうち、8つ〈正常に呼吸する〉〈適切に飲食する〉〈体内の老廃物を排泄する〉〈活動したり望ましい姿勢を保持する〉〈睡眠をとり休息する〉〈適当な衣服を選択する〉〈体温を正常に保つ〉〈身体を清潔に保ち、身だしなみを良くし皮膚を保護する〉は、実は生理的なニーズであり、いずれも、前の章で述べた意識的身体の上でのことである。

看護は人間関係の過程であるとしたペプロウは、関係のプロセスについて説明するが、その関係を取り結んでいく患者と看護師の身体については言及していない。

看護過程という考え方もしかりである。問題は何か？から始まる。原因—結果の因果関係を探ることから「問題解決」が図られるのである。その結果、看護過程の展開においては、要素的、分析的、量的な考え方が支配することになる。しかし、臨床の看護師で、それで看護がうまくいっていると思っている人は実際どれだけいるだろうか。看護師が関わるのは、苦しさも痛みも、その内実は一人ひとり違う、いわば個別的な事例である。計画の実施は、誰が行なっても同じ「あてはめ」であっていいはずはない。アセスメントにもとづく計画をもって臨むにしろ、うまく適用できるかどうか、気がかりは常に残る。裏を返せば、患者への「気づかい」がはたらいているということである。

なぜ身体の現象に目を向けるのか

看護師は臨床において患者と出会う。そのとき患者は、表情や身ぶり、ふるまいなどの主観性を帯びた人として立ち現われ

る。同時に、看護師も患者の前に同じようにして現われているはずである。解剖生理学的なパーツで構成された「人体」が対面しているのではない。身体全体から「人柄」が醸し出され、それがお互いに感じ取られている。それは「態度」に影響し「応対」を特徴づけることになる。そのように身体と身体の出会いは必ず意味を伴うのである。

　それに対して、生物学的な医学の対象となる患者は、個人の主観性などは排除され、科学的に計測可能な客観的な人体、すなわち"意味"を抜かれたモノ（生物）にされてしまう。こういう言い方は医学に対して否定的に聞こえるかもしれないが、そうではない。そうすることによって医学は進歩し、疾病に対する治療技術の開発に貢献してきたのである。その有効性と有益性が科学的に保証されることが医療のもっとも重要な基盤であることは論を待たない。しかし、医療が人間の営みであることもまた論を待たない事実である。つまり、同時にケアがある。いや、なくてはならないのである。そこに看護独自の意味を認めることによって、看護学は看護のための学問として独立を果たしたのである。であるなら必然的に、医学的な人体の見方とは別に、ケアをとらえ、看護実践を追求するための看護学的な見方というものがなくてはならない。

　人間に対する見方はさまざまである。科学の進歩を特徴とする近代以降、社会のあらゆる面において「科学化」がすすみ、人間に対しても医学に代表される科学的な人間観が一般化した。しかし、私たちが実際に生活している現実を虚心に振り返るなら、すべての現象が科学的な見方の枠に収まりきるとは言えない。それを認めない「科学主義」者もいるが、彼らはそれ

を無視するか、いずれ科学的に明らかになるはずであると信じて疑わないだけである。本書でも繰り返し述べてきたように、身体論的な見方はそうした科学一辺倒の見方には異を唱える。科学的な見方自体も先入観であることは免れないという自覚に立つからである。できるだけ先入観、既成観念にとらわれずに「ありのまま」を見ようとする。いわゆる現象学的な態度、見方ということになるが、なぜ、「からだでもなく、こころでもなく」身体の現象として記述するのかといえば、自分自身および私たちが生活している世界をより豊かに深く理解するための糧になると考えるからである。

2. さまざまな身体論

　我が国における身体論隆盛の端緒を開いたのは哲学者の市川浩[★1]であろう。市川は心身二元論を批判し、医学的な身体が意味を抜いて成立していることを問題にしている。

　鷲田清一[★2]は身体の社会性を問題にしている。「私」という

★1　市川 浩 (1931—2002)：哲学者。市川は、身体が精神に含まれるとか、精神は身体がなければ成立しないというような二元論的な考え方を退け、区分されるものではなく全体として在り、現実的で具体的に活動する身体の現象を考察の糧とした。1975年に発表された『精神としての身体』(勁草書房, 現在は講談社学術文庫) で広く世に知られる。市川は後に身体の在り方に対して日本語の「身 (み)」という言葉をあてた。彼は現代の医学が問題にしているのは、パーツとしてのあるいは物質としての身体でしかないことを指摘した。そして、身体は他者あるいは「もの」との関係的構造の中で生起している、すなわち関係において現われてくる構造としてとらえなければならないとする。著書には上記のほかに、『＜身＞の構造』(青土社, 1985, 現在は講談社学術文庫)『身体の現象学』(河出書房新社, 1977)『寺山修司の宇宙』(編著, 新書館, 1992) など。

★2　鷲田清一 (1949〜)：身体論を専門とするが、難解な哲学に閉じこもらず、日常の身近な現象の中にある真理を求めて多彩な著作活動を展開している。実践者との対話を中心に据える臨床哲学という学問領域をひらいたことでも知られ

身体は、人々の「ふるまい」の交叉によって編みあがっている社会の網に同調しながら生まれてくる、つまり、身体には社会的な意味がすでに埋め込まれていると言う。以下、長くなるが彼の主張を直接引用しておこう。

「"わたし"の創設には癒合的なかたちの無名の"ふるまい"の交叉という事態が先行する。"ふるまい"の交換のなかから"わたし"が生まれる。この"ふるまい"は、もちろん単なる身体運動そのものではない。それは身体に受肉した"意味"現象であり、われわれの生のそのつどの具体的な"かたち"である。そこには、世界の観・読み取り方、事態を表現する仕方、ものの扱い方、他者との関係の仕方、表象や言表の仕方など、要するに世界とのかかわり方の基準的なスタイルが記入されている。だから、このような"ふるまい"の交叉のなかで、私は世界一般を組織し構造化する装置を受胎するのであり、対世界関係の回路を同調させあいながら、意味の湧出そのものを他者と共有する。対象的な世界の形姿は、自―他関係の間からいわば透けて見えてくるのだ。」(『現象学の視線』p158-159,講談社学術文庫,1977)

社会学者の大澤真幸[★3]は、時代による身体加工の意味の変化について論じている。刺青に代表される伝統的な身体加工は、

る。自分の身体の全体像を自分でいかに知覚できるのかを問うた鷲田は「身体は像（イメージ）でしかありえない」と言う。本文で引用した以外にも多くの著書があるが、身体に関する代表的なものとしては、『分散する理性；現象学の視線』（勁草書房,1989、現在は『現象学の視線』講談社学術文庫）『モードの迷宮』（中央公論社,1989,現在はちくま学芸文庫）『悲鳴をあげる身体』(PHP新書,1998)『「聴く」ことの力；臨床哲学試論』(TBSブリタニカ,1999)『老いの空白』(弘文堂,2003)『「ぐずぐず」の理由』(角川選書,2011) など。
★3　大澤真幸：身体加工, 大航海 No.53（特集：身体論の地平),109-110, 2005

共同体の社会秩序への忠誠の徴であるが、ピアスやリストカットなど現代のそれは、社会への非従順、社会秩序への反抗の徴のように見える。これは、社会の規範が機能しておらず、「私が私である」というアイデンティティが保てないため、それを取り戻す手段としての身体加工であると考えられる。すなわち社会の弱体化を意味するというのである。

心理学者の下条信輔[★4]は、身体に根ざしていない脳の機能、すなわち環境とその歴史に結びついていない脳の機能はそもそも無意味であると述べる。彼は身体と環境に切り離しがたく結びついている脳のありようを「脳の来歴」と命名している。興味深いので著書から一部引用しよう。「種として特有の遺伝的な形質を基盤に、神経発生を経て、感覚情報を処理し身体を制御できるまでに発達した脳。身体を通して環境に働きかけ、その結果得た環境に関する情報を蓄える脳。ところが、脳の内部に入り込んで「記憶の視座」を探し当てても、それだけではその記憶の「意味」はわからず、環境と身体の経験に照らしてはじめてその意味が（つまり生物学的な機能が）理解されるという事実。あえてもっと象徴的な言い方をするなら、記憶は身体と環境に偏在し、そして脳の記憶に先立つということ。神経と身体の「つなぎ」を決めているのは、これらの総体です」（『〈意

[★4] 下条信輔（1955～）：認知心理学者。認知・脳科学の最前線の知見を現実的な問題に引き寄せて語る脳と心に関する解説はわかりやすく、かつ知的刺激に富む。脳の「来歴」について、生得説と経験説という対立的な立場ではなく、両方を橋渡しするダイナミックな概念であるとしている。つまり「来歴とは、単に遺伝記号のことでもなければ、狭い意味の記憶だけのことでもなく、ましてや脳神経の活動だけでもない。あえていえば、過去から現在に及ぶ脳と身体の経験と、その経験を提供した世界の総体である」と述べる。主著は本文で引用した『〈意識〉とはなんだろうか』のほか、『サブリミナル・マインド；潜在的人間観のゆくえ』（中公新書,1996）など。

識〉とは何だろうか；脳の来歴、知覚の錯誤』p155, 講談社現代新書,1999)。これは、私が本書の「はじめに」でふれた身体記憶の説明にあたるであろう。「環境と身体の経験」が脳の記憶の触媒になっているのである。

　中井久夫は著名な精神医学者であるが、文学的な著作もあり、エッセイ的な文章の名手でもあって、多くの著書が幅広い読者層に受け入れられている。その中井の身体論は宇宙論的なとでも言えるような論考であり、学際的で広大な広がりを持つ身体論である。その全容は著書★5に当たってもらうほかないが、臨床医として精神病の患者とかかわってきた経験から、彼は「トポロジカルな身体」という身体のありようについて述べている。トポロジー的とはすなわち形がどうであろうと連続しているもの、あるいは同じ次元であれば形は変わっていても結局は同じものである身体のことである。具体的には強烈な快楽や苦痛は身体を占領し、身体の内と外との区別を消してしまうとか、ある特定の違和感が病気の到来を告げるというような兆候性（前ぶれ、兆し）を持つことをさす。

人間とは何かという問い

　多くの学問領域において身体論的な言説がみられるのは、その学問の核心には人間理解があり、その見方が方法論に関わるからである。哲学は認識や世界を問い続けて、人間の存在についての真理を追う。社会学は社会の成り立ちと構造、人との関係、そこで起こっている諸現象を明らかにしようとする。個人、集団、組織などはすべて人でできている。精神医学や心理

★5　中井久夫：家族の深淵, みすず書房, 1995

学は、人間の異常を見極め、病者の苦痛を除こうとする。それら学問の基礎において、人間とは何かという問いを欠かすことはできないのである。それは看護学においても同じであるに違いない。

3. 高度な看護実践能力を身につけるために

専門看護師にみる実践力

　第1章の「病気体験のさなかに」で私の痛みを持ち去ってくれたCNSに再登場してもらおう。三叉神経痛の連続発作でパニックになっていた私の痛みを緩和してくれたのは外来に来てくれたCNSであった。彼女は、鎮痛剤を服用し朦朧としながらも唸り声を上げていた私の頭部をひたすらマッサージしてくれていた。通常であれば、頭に触れることは三叉神経痛の痛みを誘発する。しかし、末梢神経は放電すればいったん治まる。そうした意識的身体に関する知識をCNSは持っている。その痛み発作は既に治まっており、いま、私を襲っているのは身体記憶としての痛みと鎮痛剤による意識の低下である。彼女は意識的身体の痛みではなく、オノマトペ的身体としての痛みの記憶に支配されている私を理解できていたに違いない。

　頭部のマッサージは意識的身体を越え、その下層にあるオノマトペ的身体での交流であった。ケアする手がそれを媒介していた。また、彼女は外来から病棟への移動時、車椅子への移乗に戸惑いを隠さなかった私の身体をすぐさま察し、ストレッチャーを準備してくれた。明確な理由はないのだが、私は頭を

持ち上げるなどの変化と痛みの再襲来とをオノマトペ的身体において結び付けていたのだろう。そういう、不安と呼ばれることの正体を彼女は知っていたのだと思う。病室へ到着するまでストレッチャーが動いているときもマッサージは続けられた。これこそ高度実践能力と呼ぶべきであろう。

彼女はこの能力をどのようにして身につけたのであろうか。不安の正体を察知し、同時にケアの手が動くことは、不安の心理学を学んだことによるとは考えられない。頭での知識、認識と看護する身体とが、まさに一体になって行動に結びつくことが、専門看護師教育の目標とされるべきである。

そのような高度実践看護師の育成コースでの教育方法がすぐに確立するとは思えない。しかし、まずはビジョンを持たなければ始まらない。私としては、それを構想するためには身体論的な基礎づけが不可欠であるということを言っておきたい。

CNS 教育と看護学

CNS は高度な実践力を持つ看護師として、特に 6 つの領域（始まったときには「倫理調整」を抜いた 5 つであった）で活動する看護師として制度化された。直接ケア、コンサルテーション、コーディネーション、教育、研究、倫理調整の 6 領域に関する機能である。これらの機能は、看護に関わる状況の複雑性をとらえ、果たすべき役割を明記してその存在理由を示そうとしたものである。患者が置かれた状況を的確にとらえ、実行し、コントロールする能力が高度な実践力として求められていると言えよう。

医学は病気の原因を特定し、治療を可能ならしめ、それまで

は助からなかった命を救い、人間を苦痛から開放する。それが恩恵であることに疑いを入れない。しかし、その一方では、副作用をはじめとして、植物状態での生存、それに伴う延命治療と有限な医療費の問題など、新しく背負わなければならない事態が生じている。それとともに患者が置かれる状況は複雑の度を増し、考えられる選択肢が多くなればなるほど意思決定もむずかしくなる。言いかえれば、治療技術が進めば進むほど、それが患者にとって真に恩恵となるためには、援助的ニーズもまた大きくなるのである。それを受けとめてケアの方向性や具体的な支援の方法を考えていくことがCNSの役割である。

　直接ケアには、高度治療管理下にある患者の解剖生理学的身体についての専門的な知識と理解が必要とされる。しかし、高度な実践力はそれだけでは保証されない。CNS教育としてあげられているすべての領域の学びをとおして得られたものが、統合された一人の看護師の実践力として、具体的にどのように発揮されるかが問われるのである。看護の高度実践を目指す上で、その視点は限りなく重要である。

　CNS教育について考えることは看護そのものの課題を考えることに等しい。看護学はそれを裏づけ、促進する知にならなければならない。

　そのためにまず考えられることは、先にあげたCNSのような身についた能力の具体例を蓄積することだと思う。それにもとづいて看護実践の典型を示す努力がくり返される。看護学の発展を、私はそのように思い描く。

臨床で発揮されている看護師の実力

　CNSでなくとも、臨床場面で、ときおりすばらしい看護実践に出会うことがある。生まれてすぐ新生児室（NICU）に入室して、乳児室に移されてきた超低体重児がいた。保育器の中では鼻腔チューブからミルクが注入されていた。保育器から出ても長い間その状態は続いていた。乳児室に移されたが、その赤ちゃんは口からミルクを摂取できなかった。吸啜反射というのは反射ではあるのだが、それが発現する時期や条件があるのかもしれない。乳児室の担当看護師は、最初、その子を抱っこして、まるで会話しているかのように話しかけてあやしていた。そんなことが毎日続き、次にはコンビラックに座らせて揺らした。どれくらいの期間そんな行為を繰り返していたのだったか、ある時、ミルクを含ませる行動に出た。看護師はミルク瓶を準備していた。瓶の口につける乳首は、兎唇用も含め何種類かの穴の大きさのものが揃えられていた。彼女は、抱っこして会話するようにして話しかけあやし、揺らした後、さらに抱っこした。そして、その子の口に乳首をあてて試していった。そして、ついに成功した。

　担当看護師は、とくにこれといった理由があったわけではなく、これまでの経験から、患児は吸うことを忘れていると思った。ミルクを飲ませようとしてもいっこうに吸うそぶりを見せないので、「どうしたんだろうね」と語りかけながらあやしてみた。「もうそろそろお座りしないとね」と思ってコンビラックに座らせた。そのうち、なんとなく吸えるかもしれないと感じたのでやってみたのだという。赤ん坊の発達過程を知ってい

て、吸啜反射の何たるかについても知っていて、ミルクを飲ませる経験を積んでいた。そうして実際に抱っこして赤ん坊のそぶりを感じ取っていた。ここに「経験的に知っている」という知のありようを体現した看護師がいる。

　解説を加えるなら、彼女は、吸うことを発現させる機会を奪われた赤ん坊の原初的身体が十全に回復し、活性化することを促していたのである。首がすわり、寝返りをし、お座りをするようになるという赤ん坊の発達過程を踏ませることでもあった。彼女は、一方で会話しながら赤ん坊と身体的に交流していた。そのなかで赤ん坊の以前のそぶりとの違いを感じ取ったのである。

　私たちは、看護師としての生きた経験からもっと学ぶべきではないだろうか。経験のある看護師、実力のある看護師とは何か。何が彼らのすぐれた実践を支えているのだろうか。そう考えると、当たり前のようにくり返されている臨床での実践こそ看護の知であることに気づくのである。

第7章 身体の生成、認識、つながり（インタビュー）

三浦雅士　聞き手：阿保順子

　最後に「まとめ」に代えて、三浦雅士氏へのインタビュー記事を載せよう。これは、Quality Nursing 誌の企画で「身体の可能性——看護的身体論序章」という特集を編集した際に実現したものである（2004年8月26日、東京都内にて収録）。私が率直に問題意識を述べたのに対して、氏は、いささかもずらすことなく、豊富な話題につなげて応えてくれた。

　三浦氏は雑誌『ユリイカ』や『現代思想』の編集長として活躍され、1970年代より文化の紹介者、担い手であった。文芸評論家としても名高く、多くの著書を出されている。編集長を辞して後も14年間にわたり『大航海』という雑誌を世に送り出してきたが、2009年、文化が顧みられなくなった時代の風潮の中で号を終えた。私は『大航海』や三浦氏の著書、とくに『身体の零度』や『考える身体』からは多くの刺激と示唆を得ている。それらによって本書の執筆が促されたと言ってもよい。

　再掲にあたっては、字句の訂正や文意を整えるために最小限の手を加えた。現在は不適切と思われるかもしれない用語もみられるが、それについてはあえてそのままにした。問題意識というものは、その時代や社会において使われていた言葉と切り離せない性質を持つからである。

はじめに

阿保　看護師というのは患者さんの身体に直接触れることができる立場にありながら、意外と生物医学的な身体の考え方から出ていないのではないか、あるいは出てしまうと一気に心の問題として語るようなところがあって、どうも看護は今まで身体と正面きって向き合ってこなかったのではないかという疑問がありました。

1つには看護技術の問題でした。看護技術のテキストには、こと細かな手順が書かれているんです。ところが、その手順の理由についてはほとんど書かれていない。はじめての患者さんと接する時は、患者さんと看護師の間の心の距離みたいなものがあるし、患者さんが休んでいらっしゃるところ、いわば彼のテリトリーへ侵入していくわけです。そこに身体間の距離の問題がたくさん入っていると思うんです。そのあたりがほとんど説明されないまま教育されている。

もう1つ、私は精神看護が専門なものですから、どうしても自己や自我の問題を考えざるを得ません。メンタルな問題を抱える若者が刺青をするなどというのも、自己と他者の問題として自分の中では少し解決がついているんですけれども、これも身体の問題としてあると思います。

それから、ファントム（幻肢痛）や、「身の回り」という物や空間があたかもその人に属しているかのような、そういう身体空間の問題もあります。

さらに、先生のご本『身体の零度』（講談社）と『考える身体』（NTT出版）を読ませていただいて、このインタビューをさせて

いただくきっかけになった「身体の時代性」の問題があります。

　身体の問題を取り囲む時代性や社会性の問題、それから自己の成立と他者の存在、それから身体空間、こういった断片的な疑問が、いわば身体の生成や認識、そしてつながりにかかわる問題として括られてきたわけです。これが今回、先生にインタビューしたいところの中心になろうかと思います。

　三浦　問題がたくさんあるようですが、最初に、看護学が今とても重要な領域として注目されてきているということに大きな喜びを感じますね。

　阿保さんの『痴呆老人が創造する世界』(岩波書店)を読んで痛切に感じましたが、看護学はとても重要な領域であるにもかかわらず、医学においては長いあいだ等閑に付されてきたわけです。本来は、人間関係の学としての看護学のほうが、物質的な身体の学としての医学を含むべきものであったにもかかわらず、むしろ逆に考えられていて、医学だけが前面に出ていたわけですね。医学は、人間の身体を物質に還元していって、物質としてそれを分析する、つまり解剖するというものです。解剖に基づいて因果関係を見いだし、うまくいった場合には治療するのが医学だったと思います。それは基本的に言うと、19世紀的な科学万能の時代に見合っていて、いわゆる科学主義ということで現在まできている。

　しかし、思想の流れで言うと、18世紀、19世紀の科学でいちばん先端を走っていたのは物理学ですが、その物理学が20世紀の初めくらいで壁にぶつかるわけです。壁にぶつかって、あとは簡単に言ってしまうと嘘八百というか、空想みたいな話になっちゃった。宇宙はビッグバンで始まったという類の話に

なって、そのあたりから物理学自体が神秘主義にまで突入してしまって、物理学を基盤にして形成されてきた諸科学の全体がものすごく怪しくなっちゃったわけですね。

つまり、いちばん基盤のところには物理学があって、その物理学がしっかり支えていると思ったから、医学にしても安心してやってこれたわけですが、その大元締めの物理学自体がこけてしまったのが20世紀だったわけです。よくよく調べてみたら物質というのは最終的には現象というか、関係のようなものだったという話にまでなっちゃった。親亀こければ全部こけるはずなんだけど、医学そのものに関して言うと、長くこけなかった。どうしてこけなかったかというと、治療成果が上がればいいという考え方だったからです。「この薬を飲めば治るよ」とか、「ここを切れば治るよ」とか、「ほら、治ったじゃない」とか言って、この20世紀の間やってきたわけです。実際それは大変大きな力を発揮してきました。ところがここにきて、それだけではどうも足りないというか、むしろそういう考え方が問題を引き起こしているんじゃないかという疑いが出てきたわけです。

こうして、本来の医学の目的というのはむしろ看護にあるんじゃないかというところまできた。『痴呆老人が創造する世界』を読むとそのことがとてもよくわかります。そういう意味で象徴的な本だったと思う。一般の人が「あ、そうだったんだ」とわかるようなきっかけになったと思います。

身体を〈意味〉でとらえるまで

三浦　『痴呆老人が創造する世界』が示唆したことの中でもっとも重要だったのは、身体は物理的に極められるというもので

ある以上に、むしろ〈意味〉としてあるんだということです。身体は、本人にとっても、他人にとっても、物質としてあるのではなくて、何よりもまず〈意味〉としてあるんだということ、そのことが前面に打ち出されたということだと思います。看護学が培ってきたノウハウというのは、基本的に言えば、身体というのは〈意味〉であるということを示唆しているということですね。

　医師もからだをもっている。看護師もからだをもっている。機嫌が悪い時もあれば、いい時もある。〈意味〉というのはそういうことだけではなく、存在自体が〈意味〉をもっている。お医者さんのからだは、患者と向き合っている時には〈意味〉としてある。それは権威的な〈意味〉であるかもわからない、怖いものという〈意味〉かもわからない、助けてくれるという〈意味〉かもわからない。いろんな〈意味〉があり得る。そういう〈意味〉としてあるわけです。〈意味〉としてある身体というのが、実は看護学にとってもっとも重要であるということが『痴呆老人が創造する世界』を読めば納得できると思います。

　〈意味〉としてあるとはどういうことか。

　先ほど19世紀の物理学的な科学が20世紀に至って限界に突き当たったと言いましたが、その段階で大きな反省として登場した思想の流れは、簡単に言えば、科学は〈実体〉を探究するものである以上に〈関係〉を探究するものであるべきなのではないか、というものです。〈関係〉とは、何々は誰々にとってどういう〈意味〉があるかということです。つまり、20世紀になって、社会科学においても自然科学においても、〈意味〉こそが重大なんだという考え方が前面に出てくるわけです。

水なら水は、水素と酸素が結合したものというのではないんだ。水というのは、人間にとっては命の象徴としてあるんだとか、冷たい水、温かい水というのがまた別個な〈意味〉としてあるんだとか、水が流れるというのは時の流れを意味するとか、あるいは、雨が降ることは生命を育てることを意味するけれど、豪雨は逆のことを意味するとか、物質としての水ではなく〈意味〉としての水というのがすごく重要なんだという考え方です。水は H_2O に還元できないというふうになってきたわけですね。

　それは自然科学で言えば、動物行動学が典型的にそうだったと思います。それまでは、犬とは何かといった場合には、とにかく解剖してみればわかるという考え方だったんだけれども、そうではなくて、犬の身になって、犬と同じように四つんばいになって動いてみる、犬小屋の中に自分でも入ってみるというくらいのことをするのが動物行動学です。犬の眼に映る世界どころか、蜘蛛の眼に映る世界を探究する。すると、それまでとは全く違う世界が見えてくる。

　社会科学で言えば文化人類学がそうです。現代人というのは道なら道、木なら木をこういうものだと考えているけれども、未開人にとっては、道も木も全く違う〈意味〉としてあるということの発見です。山にも海にも違う〈意味〉があった。しかも、それはその場所、時代によっても違う〈意味〉になってくるということもわかってきた。これはものすごく大きい違いだと思うんです。

　そういう動物行動学とか文化人類学の成果がものすごく看護学にとって役に立つんじゃないかという指摘が、繰り返し

ますけれども、阿保さんの今度のお仕事だったと思います。

　さっきお尋ねになったことで言えば、何よりもまず身体というのは〈意味〉としてとらえなければいけないということの重要性ですね。例えば距離もまた〈意味〉としてあるわけです。患者さんに突然接近していってはいけない、手続きを踏んで接近しなければならないというのは、空間には〈意味〉があるということですね。人間にとっては、10cm くらい離れたところと 50cm 離れたところ、1m 離れたところと 3m 離れたところとでは〈意味〉が違うということです。それは今申し上げたような文脈で重要なことです。そういう空間の〈意味〉は、物理学では解明できない。つまり、患者さんに話しかける場合、その位置は、10cm 離れるのがいいのか、50cm 離れるのがいいのか、1m 離れるのがいいのか。その場合の「どこがいい」というその距離は物理学では測れない。医学的に解剖もできないその距離の〈意味〉を測ること。そういうことに象徴されるのが看護学なんだということです。

　その場合、皮膚が問題になりますね。すなわち身体の表面の〈意味〉がとても重要なものとして登場してくる。今までの医学で言えば、皮膚というのは第一に皮膚科の素材にだったと思います。皮膚科の先生に聞けばいいじゃないかというようなものだったと思いますが、皮膚というのはそうじゃない。人間は皮膚によって「さわる」わけです。そして、さわるとか、さわられるというのは大変な〈意味〉をもつわけです。下手にさわったら、痴漢がその典型ですけれども、犯罪になる。でも例えば夫婦間でさわりもしなくなったというのは、逆の〈意味〉になっちゃうわけですよね。だから、さわるということは、単純な物

理的な作用ではなくて、非常に心理的な作用である。その場所が皮膚であるということは、皮膚は皮膚科の対象だけではありえないということです。

皮膚というのは、どうも自己というもの、自我というものと密接に関わっている。自己とか、自我というのは、皮膚によって象徴されているというか、皮膚が自他の境界線になっている。だから、さわられるというのは、自我に侵入されるということとほとんど同じ〈意味〉をもっている。すると、皮膚とは人間にとって何かということは、皮膚科の医者とは違う観点で見てみなければならないということになってくると思います。

先ほどの阿保さんの挙げられたさまざまな問題というのは、全部もうすでに阿保さんのほうで答える準備ができている問題だと思います。つまり、今までは物理学的に数値化されなければならないということでやってきたけれども、うまくいかなくなった。そこで方法論を変えなければならないということになる。方法論を変えれば全部解けていく問題だと思います。ですから、阿保さん自身、答えがもうわかっていることじゃないかという気がします（笑）。

でも、それを非常にわかりやすい形で体系的にこれからなさっていかなくちゃいけない。それはとても重要だと思います。私ども素人の側から見ても、そのお仕事がどのように展開されていくか、非常に関心があるところです。

ウチとソト

阿保　さわるとか、触れるとか、同種の問題として考えてもいいんですけれども、皮膚というのは、明らかに物質としては

自他を分けていると言えますよね。私は統合失調症の急性期の看護を主にやってきました。で、急性期の患者さんとかかわる時には、まずその人の身の回りの物、それにさわることすら侵入的にはたらくんですね。例えば、ベッドにその患者さんが気に入っているいろんなものを上げておいたりする。それにさわるということが、彼女自身の中に心理的に侵入していると思える場面によく出くわしました。そうすると、やっぱり皮膚だけではなくて、皮膚の「えもいわれぬ」周りというか…。

　三浦　それは全面的に重要だと思います。おそらく、これから看護学のほうでいちばん考えられなければならないことが、それだと思います。阿保さんの『痴呆老人が創造する世界』でもっとも重要な問題として出てくるのが「ウチとソト」ということです。痴呆の方々の基本的な心理を左右しているのは、どうもウチとソトということのようだ。そのウチとソトというのは、先ほどおっしゃっておられた自我という問題と密接に関わっているようだ。そしてそれは伸縮するみたいだ、ということだと思うんです。

　考えてみればそれは当然のことで、ウチとソトの〈意味〉がわかるということが、おそらく人間の、それはたぶん言語の起源とかかわってくると思いますが、根本的なことだと思うんです。例えば、自分の着ているものはおそらく皮膚の延長上にあります。不意に上着の裏をのぞかれれば、誰でも自分が侵犯されているように感じるでしょう。同じように、車を運転している時は、車体が自分の皮膚になっているわけです。

　阿保　うーん、なるほどね。

　三浦　それはすごく自然だと思います。ローンを組んで苦労

して建てた家に落書きされたりした場合も、ほとんど同じような感じをもつだろうと思います。もちろん動物にもテリトリーというのがあるわけです。そのテリトリーというのは、捕食、それから自分の配偶者とか、そういうものとの関係において、ある境界線をつくるということだと思いますが、それが果たして人間の言う自己と同じかどうかということは、議論が分かれてくるところだと思います。

　ただ、少なくとも人間の場合には、最初に教えられる重要な感覚の1つ、あるいはそこで世界とカチッとかみ合う感覚の1つが、ウチとソトの区分だと思います。ウチとソトの区分をどうやって子どもが身につけるか。ここで「身につける」という言葉になるところが面白いところです。つまり、頭でわかるというよりも、身につけるということだと思うんです。子どもの身につけさせなければいけない。「これはあなたのものだから大事にしなくちゃいけない」とか、「これは誰とかちゃんの洋服だから、さわっちゃいけない」という類のところから始まっていくと思うんです。

　たぶん、それの根本になっているのが身体像の問題だと思います。人間が、土偶だとか、偶像、お人形みたいなものをどうやってつくるようになったのかという問題ですね。自分というものの物理的な出来方じゃなくて、〈意味〉としての出来方というものに関わっていると思う。つまり、人間は解剖のために土偶をつくるわけじゃない。人間というもののまとまりとして、すなわち〈意味〉をもったものとしてつくるわけです。〈意味〉をもったものとしてつくられるから、例えば土偶で、頭が全体に比較して大きいとか、おっぱいが大きいとか、お尻が大きい

という類のことがある。そこから、その人間にとって身体のどこがもっとも重要な場所として、つまり〈意味〉をもった場所としてあるかということがわかるわけです。

　それは別に未開人だけじゃなくて、現代人にしても同じです。週刊誌の表紙というのはたいていは人間の顔ですよね。だいたいはバストショットです。顔そのものか、もしくは胸から上です。よほどエッチな雑誌でない限りは、全身もしくは脚だけとか、お尻だけとかいうのはない。だいたいみんな顔ですよ。それはどういうことかというと、顔に非常に大きい〈意味性〉があるということです。現代人は人間を顔で判断しているということです。顔がものすごくよく語るということを示している。そのように〈意味〉を感じることは、未開人にとっても同じだったということです。「未開人」とみんな言っているけれども。

　原始人は身体像を形づくりながら、何を考えたんだろうか。それはおそらくは先ほど阿保さんのおっしゃっておられた「ウチとソト」ということ、距離感とか、そういうことの全体をはっきり認識するためにやっていたとしか思えないわけです。

　また、像をつくった場合、その像を所有すること、像のそばに接近することも非常に大きい〈意味〉をもったと思います。今でもそうです。「仏像を拝観する」と言うけれども、その場合に、さわっちゃいけないとみんな思っている。そばに寄って、「あ、これ結構いい出来じゃない」とかって、コンコンなんてたたくことはしない。聖なるものとされているものはそうです。もともと像というのはそういう要素をもっていたと思う。人間の身体と同じです。

　これからそういうことを解明していかなければならない。い

ろいろな手段があると思いますが、それこそ看護学の方々がまさに先駆的に率先して考えなきゃいけないことであって、たぶん他の学問ではあまり手をつけていないところだと思います。文化人類学だとか、動物行動学だとか、発達心理学だとか、そういう領域の人たちが手をつけ始めているけれども、全体的なかたちではまだなされていないことだと思います。、看護学がまず、人間の身体的空間がどんなふうに出来上がっているのか、ウチとソトがどういうふうに拡大したり縮小したりするのかを探求しなければならない。

　先ほど阿保さんが言われた、統合失調症の患者さんの場合、自分の身体というのがまずある。次にベッドの上という場所があり、さらに、おそらく自分の部屋…。

　阿保　引きこもりなんかがまさしくそういうことですね。

　三浦　と思いますね。その場合の伸縮がどういう具合にどこまで広がり、どこで折り返してくるか、普通の人間ならば折り返す場所がある程度は伸び縮みするのに、患者さんの場合はそうではないとすれば、そういうことが人間存在を解明するための大きな手がかりになるということでしょう。一般の人というのは、だいたいそれがわかっているつもりなんです。ウチとソトのけじめがついているということで、ウチに入った場合にはちょっと言葉遣いも違うとか、ウチとソトを使い分けているわけですよ。

　阿保　そうですね。

　三浦　つまり、会社のソトに出れば会社の代表みたいな顔をするし、会社の中ではあるセクションの代表であったりとか、また、そのセクションの中に入ればその成員の一人として発言

するというように、随時ウチとソトの境界が動いているわけです。日本語の場合は、敬語がその確認のためにあるようなものですね。敬語が難しいというのは、ウチとソトの境界を理解するのが難しいということです。

　統合失調症の方がベッドの上のお人形を勝手にさわられるとすごく嫌がるというのと、小泉純一郎という人が、沖縄で米軍が何かした場合にどう感じるかということとは〈意味〉のレベルで考えれば全く同じですよね。小泉さんが統合失調症だと言っているんじゃないですよ。逆に鈍感すぎるということです（笑）。この例で言えば、ブッシュが統合失調症だということはおおいにあり得るわけですよ、イラクもウチだと思ったわけですから。そういうふうに、ブッシュとか小泉さんというのを、患者さんをモデルにして考えていくと、とてもわかりやすいということが出てくるかもわからない。看護学の知見によればこうですよって。それは国際関係論としても役に立つかもしれないですね。

「ウチとソト」の反転、人間の不思議

　阿保　実際に統合失調症の急性期の患者さんというのは、衣服も脱ぎたがらない、お風呂にも入らないわけです。それっていうのは、私はすごくよくわかるんです。結局、自分を守っているわけなんですね、衣服が。そうやって自分のウチを衣服まで延長させることによって、境界を厚くして、薄っぺらになって解体しそうな自我を一所懸命守っているというふうに見えるんですね。

　三浦　それはもう、そのとおりなんじゃないでしょうか。〈意

味〉としての自分の境界線ですね。自分の境界線はどこか。本当に考えてみると、わけがわからなくなってくる。それが面白いんです。

考えてみると、いわゆる発生学では、口の中とか、食道とか、胃とか、腸はソトですよね、本来的に言えば。

阿保　発生学ではね。

三浦　ええ。だけども、僕らはウチだとしか思っていないわけです。本当のウチというのは、腸と皮膚の間がウチなんだけれども、どちらかというと胃とか腸とかがウチであって、体の外から境界線で守られていると思っちゃっています。つまり、はらわたが煮えくり返るほど怒ったといった場合のはらわたというのは内臓のことを言っているわけですけれども、その内臓というのは本当はソトだったんです。それがウチになったんです。ウチになった時に、前はウチだったものがソトとの中間になっていく。境界線になっていくわけです。

ということは、発生学的に見ても、人間というのは最初からウチとソトが反転して、逆転しているようなものなんだ。考えてみると、生物というのはそういうものなんだということですよね。それを延長していくと、今の患者さんの話がよくわかる。患者さんが洋服なら洋服を身につけて、その身につけていたものを自己の象徴というか、少なくとも自己の境界線であると認めて、それを決して離さないということが起こる場合には、今度は今申し上げた弁証法みたいなことね、ウチがソトになってソトがウチになるというのが、身体のもっとソト側のほうに伸びていくわけです。

そうすると、極論した場合には、自分が身につけていたもの

を脱いじゃった場合に、その脱いじゃったもののほうが自分じゃないかと思うこともあり得るということですね。本当に自分が大事にしていたもの、仮にお人形さんでもいいし、ぬいぐるみでもいいけれども、そういうものを取り上げられた時に、自分が取り上げられたと感じるところにまでいってしまうことはおおいにあり得ることです。もともと発生学的に言えば、人間というはそうなんだから。重大な問題ですよね。人間というのは、自分というものを自分の身体だと考えるわけだけど、その身体はいわゆるからだとは限らないということです。からだなんだけれど、その身体は曖昧なんです。

　だからこそ、そのことを考えていく手がかりとして、とても重要なのが〈身体〉という場所だと思うんです。人間は〈身体〉を手がかりにして、自身の〈自己〉を考えていることは確かだと思います。とりあえずは〈身体〉がウチとソトの手がかりであり、〈自己〉ということの手がかりとしてある。しかし、それは決して絶対的じゃない。

　例えば、夏目漱石という人は、自分が書いた本のほうが自分だと思っていたということもあり得るわけですよ。漱石は幸いにしてそうじゃないけれども、芥川龍之介の場合はそうだと思いますよ、ほとんど。自分の全集のほうが自分であって、今生きている自分はもぬけのからみたいなものだと思うということもあり得るわけです。例として全集を挙げましたが、他のものでもいい。そういうものに匹敵するものがあれば、そっちのほうが自分だと思うことは大いにあり得ると思う。

　変なんですよ、人間って。大昔から、現代に至るまで。

自己像の形成と再所有、身体を手がかりに

　阿保　先生の本の中に、「身体の再所有」というのが出てきて、〈ああ、これなのかな〉と思ったのは、ある若者がメンタルな危機に陥って仕事を辞めて、カウンセリングを受けたりしていたんです。いろいろなことをカウンセラーとやりとりをしながら「爆発は抑えようね」という目標をたてて、爆発するのを我慢できるようになった。前に比べればよくなった。その子が、自分はこれだけ我慢できたし、爆発を抑えることもできたんだから自分にご褒美を与えたいんだということで、入れ墨を、今は彫り物と言うんですね、「彫り物をしてくる」と言うんです。

　私、スクラッチくらいはわかるんです。たぶん、自分であるか自分でないか、何か危ういぞというところで、自分を傷つけてみる。これはわかるんだけれども、何で刺青がご褒美なのか？ ちょっとわからなかったんですが、先生の本を読んだ時に〈なるほどな〉と腑に落ちました。身体の再所有なんですね。そういうことを人間どこかでやっていないとだめなんだろうなということを感じたんですね。

　三浦　それはそうです。阿保さんが今おっしゃったことはかなり奥が深い。これは本当かどうかわからないですし、浅学非才というか、僕の知見が及ばないので断言はできませんが、メラニー・クラインからジャック・ラカンに至る精神分析の理論では、要するに、人間が生まれてきた段階では、自己というものはなくて、世界は断片的だ。その断片的なものが１つのまとまりとなって、〈あ、自分はこれだ〉というふうに思う、それを鏡像段階（ミラーステージ）と言ったわけです。

第 7 章 ● 身体の生成、認識、つながり（インタビュー）

　これは嘘っぽいわけですよ、考えてみれば。なぜかというと、鏡なんてないわけだから、もともと。銅鏡だってずいぶん後でしょ。でも、それは、お母さんならお母さんというのと自分は同じ体をしているみたいだと思うのでもいいわけです。つまり、最初は世界は印象の断片で全部ばらばらだった。世界はさまざまなものの断片だった。それに何らかの統一を与えなくちゃいけない。その統一される場として、身体像というのが１つの基盤になるということを言っているわけです。その身体像というのは自分のもっとも身近なもので、たぶん自分に愛情をもっているものである。それがまずはっきりとわかって、それと自分は同じかたちをしているみたいだというふうに認識する。それが最初だというんですね。

　いずれにしてもクラインからラカンに至る過程で見いだされた、ソト側にあるこのものと、自分は同じような形をしていて、どうも同じようなものらしいというような認識というのは、乳幼児期のある段階で成立するらしい。それは確実なんじゃないか。そういう考え方のほうが今は優勢だと思います。その認識と言語の発生は連続しているという考え方もたぶん正しいと思います。

　それはつまり人称の問題ですよね。自分のことを「何とかちゃんはね」と言っている段階から、「私は」と「あなたは」になっていくプロセスと、今の身体像の起源の問題は似ているだろう。つまり、自分の身体を掌握して、これがこういうふうにして動いて、それは自分が何をやっていることだと意識することは、自分のイメージをソト側にはっきりともっていなければだめなんです。

即物的に食べ物が欲しくて食べたというのではなくて、ソト側から見て、自分が食べるという行為をしていると意識するようになった段階で、初めて自分の身体像ができたということになるんですね。つまり、それは簡単に言っちゃうと、自分が他人になるということです。他人としての目から自分を見ているということです。その時に初めて自己像が成立するということです。自己像というのはどうも身体を媒介にしているみたいだ。自分はこういう体をしているという意識を伴うわけですよね。

　本当は、「私の体」ということ自体がおかしいんです。自分でつくったわけじゃないんだから。生まれてきただけなんだから。生まれてきて、気がついたらあったということだけのことです。あったというのを、いかにも自分がつくったみたいに、「私の美貌」とか、「私の才能」と言うのはおかしい。私のものじゃないでしょう、考えてみれば。それは親のものかもわからない。そのまた親の親のものかもわからないし、そんなのは私のものでも何でもないんだ。でも、「私の美貌」とか言っているわけです。しかも、それを法律体系が認めているわけです。美貌も私の美貌だと言っている人のものだというふうに。

　でも、それは本当は嘘なんですよ。嘘なんだけれども、それを本当のことだというふうに裁判所から何からみんな認めたうえで肖像権だとか、知的所有権だとか何とかってやっている。法は嘘のうえに成り立っているわけです。

　ところが、誰もそれを疑わないわけです。自分は自分だというふうに思っちゃうからです。自分の体はこうだと思い込む。場合によってはほかの人と違うからと、ひがんだりする。何で

私は望んだわけでもないのに、ここにこんな傷があるのよとか、どうして私の鼻は小さいのよとか、どうして私の眼は二重じゃないのよという感じのことを言っちゃうわけです。

そうやって「自分の体」となった後でも、そのことを繰り返すんですね、人間って。これが自分の体だということがわかった後でも、この体が自分だということを納得するための儀式を繰り返す。もう1回わかっていくということをやるんですよ。自分は自分だということを納得するために繰り返す。

人間は自分の身体を手がかりにして、自己像、自分のイメージをつくる。それは、だいたい2歳から3歳にかけてらしい。一般にそう言われているわけです。ところが、人間の場合はその後にも、家の中での自分というのがはっきりわかったとか、学校の中での自分がはっきりわかったとか、それから、会社の中での自分がはっきりわかったということを確認しないといけないらしいんですよ。そしてその認識というのは、基本的に身体を通じてなされるらしいということだと思います。

その場合、その確認は痛みを伴う儀式のようなものとして行なわれたし、行なわれると思うんです。入れ墨は、大昔から現代に至るまで、そのもっとも典型的なかたちだと思う。おそらく、この子は少女になった、少女から女になったといった場合、そのことをはっきりと自覚させるために、痛みを伴った行為として、額に、あるいは頬に、あるいは腕に何らかの印をつけるということが始まったであろう。

ものすごく簡単に言っちゃうと、記憶するということ、記憶させるということは、何かを傷つけるということだと思います。傷つけるということが、いちばん基本にあるんだと思いま

す。その場合、自分の代わりに木を傷つけるとか、動物を傷つけるとかいうことがあったかもしれないけれども、基本的に言えば自分の体を傷つけることなんですね。つまり、意識させるということは、身体に意識させることなんですよ。

　阿保　刻みつける、ということですね。

　三浦　そういうことです。眼に焼きついて離れないという、その焼きつかせるということは、そういうことなんですよ。人間はそれをやってきたと思う。どうもそれが、人生の要所要所で繰り返されていくということだったと思います。元服とか、いろんな儀式はそれが簡略化されたものでしょう。

　先ほどから阿保さんがおっしゃっているように、衣服はもう1つの皮膚というか皮膚の延長ですね。皮膚と衣服と車と家とかは全部連動している。グラデーションのようになっているわけです。だから、着ているものが違ってくるということが強い意味をもってくるわけです。現代人の場合、自己認識は衣裳を変えるということで出てくるんです。それをより一層簡略化すると、勲章だとか、階級章になっていくわけです。

　例えば、未開人は顔に入れ墨していますといった場合に、それを野蛮だとかって言うけれども、もしもそうだとすれば、例えばアメリカ軍であれ、日本の自衛隊であれ、勲章とか、襟章をつけている連中は全部野蛮だということなんですよ。同じ意味なんです。彼らが階級が上がるたびに衣装を変えたり襟章を変えたりしているというのは、考えてみれば子どもの遊びみたいなものです。官僚の車にしてもそうです。でも、まじめな顔をしてやられちゃうと、たいてい、いかにも本当らしく見えちゃうわけです。

それと同じですよね、入れ墨の場合も。ただ、軍人とかの場合には痛みを伴っていない。その代わり、それをつけた時にものすごく嬉しいとか、いろんな人たちがそのことによって、それを見ただけで敬意を払うというような、ある種の精神的な快感を伴うわけです。快感というのは痛みと同じだから、それは同じ仕組みになっていると思います。

　阿保さんのおっしゃっておられた少女が、「ちょっとタトゥでも…」と言っていたのは、「あたし自分であたしに勲章をあげにいくの」というのと同じです。タトゥがおかしい、何でそんなことをやるんだろうといったら、勲章をもらって喜ぶほうがよっぽどおかしいということになるでしょう。

　よく考えてみると似たようなものじゃないかということになるのだけれど、本当に年寄りは勲章をもらうのを喜ぶらしい。60歳を過ぎると、信じられないんだけど…。

阿保　嬉しいらしいです。

三浦　すごく嬉しいらしい。だから、いろいろ運動までしてるんですよ。

阿保　そうです。

三浦　官僚なんていうのも全部それなんですね。今のタトゥと全く同じでね。上がっていくと、例えば車がつく。局長クラスなんてすごいもんですよね。そうすると嬉しいわけです。つまり自我の拡大なんですよ。官僚の場合、車の中でも座る位置があるんです。一番偉い人は運転手の真後ろに座る。その隣が二番目に偉い人、助手席というのが三番目というふうになっている。「それだけは決して間違わないでくれ」とかやっているんです。びっくりしちゃうじゃないですか。アホかおまえらっ

て思うけど、それをものすごくまじめに、日本の官僚の組織全部でやってるんですよ。席順とか、そういうことばかり気にしているんです。誰がどこに座ったとかって。

　でも、それって統合失調症の人と同じですよね。統合失調症の人にとってはそれが非常に大変なことだというのは、官僚にとっては座る位置が非常に大変だというのを考えれば、すごくわかってくるじゃないですか。宮廷における席次とか、歌会とか何でもいいけど、ああいう時にどういう順番で座りますかということに対して、もうそのこと間違ったら自殺するとかいうぐらいのことをみんなやっている。

　阿保　そうですよね。

　三浦　だから同じなんですよね。官僚の神秘というか、人間の組織のつくる不思議さというのが手にとるようにわかっていくのが、看護学の世界だということなんですね。そういうふうな意味でいうと、日本全体を看護しなくちゃいけない（笑）。

　阿保　確かにおっしゃるとおりですね。

　三浦　だから、彼女がご褒美にというのは、自分で自分に勲章をあげるというのは、わかりますよ。誰も認めてくれない、でも、自分でそうするんだという。

　どうも今までの学問では、今申し上げてきたようなことは全部中間領域になっていて、誰も手をつけてないみたいだということですよね。

　でも看護学の人はもう知っていらっしゃるのでしょう。だって阿保さんの本は本当に面白いですよ。あれは決して痴呆老人の世界に限られることではない。あれは全くあのまま病院なら病院に当てはめることができますよ。「内科はおれの領分だろ

う」「外科はこれだから困るんだよ」とか（笑）、外科に言わせると「内科って決断力がないからさ」とか言って（笑）。

きれいと汚い

　阿保　先生の『身体の零度』にパールバックの『大地』の王龍（ワンルン）が出てきます。私もこれはすごく好きな小説で、時代性というか、王龍がお金持ちになったら、身体に気を配るようになって、清潔志向になっていったというのがありますよね。日本でもつい最近まで清潔志向で、朝シャンやら何やらだったんですよね。ところが、最近、ジベタリアンという電車や駅の階段などで床に尻をベタッとつけて座っている若者を見ます。それから性病が増えているんです。

　三浦　そうなんですか。驚きました。

　阿保　そうなんです。現われ方が違うけれど、根っこは同じなのかなとも思うんですが。いっときはすごく清潔志向に傾いていって、おやじは臭いとか、たばこは臭い、コーヒーは臭いとかで、味も淡白な、薄いものが好まれたりしてました。ところが最近になったらその逆で、ジベタリアン、性病、それから同じ仲間同士で、私たちから見ればちょっと…と思うんだけれども、1本のアイスを2人で交替交替なめるとかね。何なんだろう…というようなことが行なわれている。それが長いスパンではなくて、短いスパンで変化してきているという感じがあるんですね。

　私たち看護職というのはやや清潔強迫症みたいな傾向がありますから、今言った若者の行動にいらつきますし、なかなか理解できないというところがあるわけです。

それで先生の『身体の零度』を思い出しました。昔、肥だめの匂いを田舎の香水のようにして暮らしていた人が都会に行くと、まるで金持ちのシンボルのように清潔ということにとらわれていって、それが階級を表わし、財力を表わしというような、時代とかなり密接に関連しているということですよね。身体の問題と時代性というあたりをどういうふうに考えたらいいのかということをお聞きできればと思います。

　三浦　それはそれだけでも研究に値するテーマだと思います。ここ 10 年くらいの幅で、清潔・不潔という軸が移動しつつあるようだということは、すごく大きいテーマだと思います。清潔とは何か。清潔というのが前面に出てきたのは、ヨーロッパでは 19 世紀ですよね。ロンドンにしたって、パリにしたって、すごく野蛮だったというか。ルーブル宮殿では階段とか廊下にうんこがいっぱいあったとかいう話はずいぶんありますね。ロンドンでも上から何か水が投げられたと思ったら糞尿だったとか、あの頃の連中は本当に汚いんです。そういうことを言うと差別的だということになるけど、日本人は江戸時代でもそうじゃなかったようです。すごく銭湯が好きでしょう。結局は水の問題だと思いますね。清潔幻想というのは、たぶん 18 世紀から 19 世紀にかけてはっきり出てきたんだと思います。それがいちばんうまくいったのがアメリカだと思います。パリでもロンドンでも水そのものがなかったんです。江戸の場合には、上水道、下水道がかなり完備できたのは、川に恵まれていたから。飲める水がかなりふんだんにあったということがあるでしょう。その問題があると思います。

　清潔に関していちばん敏感だったのは 19 世紀末から 20 世紀

初頭にかけてのアメリカですよね。ヨーロッパで発達するのは香水の文化です。結局、悪臭をごまかすには、より一層強くて、これなら我慢できるという匂いを振りまく。そうすると、うんこの匂いも消えていくというくらいの発想です。フランス料理と同じで厚塗りの発想なんです。ところが、アメリカの場合には石けんなんです。それは労働にかかわってくる。開拓者だから女房も働かなくちゃいけないんです。働いて、井戸を掘って水を出して、体を洗う、石けんの文化が貫徹されたわけですね。

　ただ、阿保さんが今おっしゃったことでいちばん大事なのは、きれいと汚いということだと思います。きれいと汚いの分割ですよね。何となく僕らは食事の前に手を洗おうとするでしょう。僕は今でも食事の前に手を洗わなくちゃいけなくて、レストランに入った途端に「ちょっとすみません」と言って手を洗いに行く。子どもだと言われて、みんなにしらけられちゃう。でも困るじゃない、パンを手づかみにするでしょう。それで手を洗いに行っちゃうんです。

　あれって自分の頭の中でいうと、手にばい菌がついているのを洗い落とすつもりなんですね。つまり、ソトとウチですよね。手はソトのものにさわるから、ソトのばい菌がついているから、ソトのものはとにかく洗って、そのうえでと思っているわけですよ。食物は自分の中に入っていくから、きれいな手でさわりたいと。

　でも、ばい菌とか、そういう観念が入ってくる前から、手を洗っていたんですよね、日本人は。特に神社やなんかでは、必ず手を洗うんですよ。

　阿保　ああ、そうですねえ。

三浦　手を洗うとか、足を洗うというのは、どうも清潔・不潔ということよりも、汚(けが)れを祓うということのほうなんですね。同じ字になりますけれども、汚(よご)れを落とすというよりも、汚(けが)れを祓うというか、それだったんですね。

　日本の場合は祓いたまえ浄めたまえの神道があるわけです。あれも同じなんです。あれも体の周辺もしくはその人の周辺から、あるいは家から、悪いものを祓うんですよ。それと同じ延長上で手を洗っていたんです。ということは、きれいと汚い、汚れと清いの区分は、近代の清潔・不潔というよりももっと前からあったと考えたほうがいいということでしょう。それがあったから、食事の前に手を洗わなくちゃいけませんよとか、外から帰ってきたら手を洗いましょうとか、あるいは休む前にはお風呂に入りましょうというのが、そのままストレートに受け入れられたんだと思います。だけど、近代以前と近代以後では〈意味〉のシステムが変わっているんです。

　近代以前のシステムはもうちょっとコスモロジカルだった。つまり、世界に対して自分が清い存在であるか、汚れた存在であるか、ということだったんです。いろんな神様がいます。その神様の前に行くのに、きれいな体で行きたい、清浄無垢な体で行きたいということだった。そこに西洋近代の衛生学が入ってきて、清潔・不潔の思想で手にはばい菌がいっぱいついてますよというのが結びついたんですね。近代以前と近代以後では手を洗うことの〈意味〉も変わっているんです。

　その後に、今のジベタリアンがくるわけです。だから、阿保さんがおっしゃってらしたのはかなり大きい問題で、その若い

世代の人たちにとっては、ウチとソトの感覚が変容しつつあるんじゃないかということにもかかわってくると思う。

　何がきれいで、何が汚いかといった場合に、排泄物の問題がありますね。大小便から汗、唾、吐息、体臭とあります。これらのものは、ウチにある時は何でもないけれど、ソトに出てしまうと汚いものになるわけですね。しかもウチのものであってソトのものになったというこれらのものは、所有と関係しています。

　〈唾をつける〉というのは、自分のものにするという意味です。唾というのは明らかに所有と関連します。それは自分の身体から出てくるものは自分のものだというか、自分の分身だということがありますよね。それはキスの場合には、すごくわかりやすい。現実的に自他を混じり合わせて一緒になるということですね。母子の場合もすごくわかりやすい。母親と赤ん坊は一体ですね。自立して距離感が出てくると、最初に出てくることは親兄弟の食べ残したものを食べることができないという感覚ですね。

　だけど、その唾にしても自分のものじゃないという感覚もいくらでもあるんです。昔は酒を作る場合、唾液で発酵させましたが、共同体の成員の唾液は別に汚いものではなかったようです。かつてはウチとソトの感覚が違っていたとも言えるようです。それが近代になってかなり違ってきた。

　阿保さんがおっしゃったのは、その感覚がさらに変わりつつあるということですね。つまり、アイスクリームでも人がなめたものを平気でペロペロできちゃうというのは、ウチとソトが違ってきているということですから。自分の出したものが、

自分のものであると同時に他人のものでもある。赤ん坊の場合にはそうです。赤ん坊の場合にはきれいも汚いもないですよ。ペロペロペロッて、何でもですから。

　犬がおしっこをかけるというのは本能的です。だけど、人間が唾をつけるというのは観念ですよ。それはかなり考える余地があるというよりも、研究に値することではないでしょうか。もしも阿保さんが観察されたことが、ほかの方々もよくごらんになっていらっしゃることだとすれば、とても興味深いですね、恋人同士でないにもかかわらずアイスクリームを回して食べられるというのは。ただ、それはひょっとすると、クラブ活動とか何かやっている連中と同じで、仲間意識を高めるための行為かもしれない。アメリカ・インディアンの煙草の儀式と同じようなことかもしれないですけどね。

看護師の「ウチとソト」

　阿保　それと似ているのかどうなのかわからないですけれども、以前、看護師さんが手洗いに対してどう考えているのか、手洗いの認識調査をしたいという人がいたんです。MRSAなど、看護師を介しての感染が取り沙汰されていた頃です。でも、看護師が手洗いを大切だと考えていたとしても、実際に手洗いをよくしているかどうかなんてわからないから、観察しましょうよという話になったんです。何人もの看護師さんがどんな場面で、どういう手洗いするかというのを観察したんです。

　三浦　ああ、面白いですね。

　阿保　すごくおもしろかったのは、お昼休みにこれから行きますという時、看護師は自分の手を本当に入念に洗うんです。

ところが、帰ってきて患者さんのところに行く時には、まったく手を洗わないか、洗っても簡単に済ますという結果です。

　三浦　すごいですね。

　阿保　これは、ああ、自分は汚くないのか、と。それがすごく新鮮だったというか、不謹慎ですけれども。看護師さんの意識調査なんかしたってあまりよくわからないと思うんです。そういうふうにして行動を観察すると、その人の自ずともっている感覚というのがよくわかるなって。それは何なんでしょうね。自分たちと患者さんというのはかなり違うというふうなものが刷り込まれてあるものなのかどうなのか。そういうことと何か関連するような気もします。

　三浦　関連するどころじゃないですね。それはすごい、すばらしい話。それはちゃんとお書きになったほうがいいです。それはびっくりする。つまり、看護師さんにとっては、患者さんたちのほうがソトなんですね。

　阿保　たぶんそうなんだろうと思いますね。

　三浦　これからプライベートな食事に行くのはウチなんですね。

　阿保　そうです。仲間内とご飯を食べたりとか。

　三浦　食事をするというのは個人的な行為だから、自分の行為だから、ウチに入るためにはちゃんと手を洗って入っていくんですね。現実はソトに出ることになるんだけど、それは看護師さんにとってはウチなんです。だけど、職場に帰って、ウチに入る時には、それは看護師さんにとってはソトだからいいんですよ。

　阿保　そうなんでしょうね。

三浦　でしょう。それはすごい発見ですね。
　阿保　いやいや、すごい面白いことだなと思いますね。看護教育でも、手洗いの仕方を教えています。何が汚いかというと、ばい菌は汚いんです。すると、患者さんはさまざまなばい菌をもっている。だけれども、自分はどうなのかということは、まだまだ。
　三浦　いや、説得力がある。みんなそうじゃないかな、怪しい（笑）。それはでも、考えてみれば当然かもわからないですよ。ウチとソトで見ると、明らかに患者さんたちの世界というのは、看護師さんにとってはソトなんですね。
　その場合にとても面白いのは、おそらく看護師さんにとっても、きれいと汚いということと、浄・不浄と、ばい菌があるかないかというのが一緒になっているということですよね。で、浄・不浄のほうがおそらく自己像に接近しているのでしょう。ばい菌とそうでないというのは衛生学だから自己像とはたぶん関係ない。でも、衛生学の問題と自己像の問題がくっついていますね。
　阿保　そうなんですね。
　三浦　そのくっついているところが面白いじゃないですか。つまり、清潔・不潔が自分というものとすごく密接にかかわるんだということですよね。シェイクスピアの『マクベス』の冒頭に、魔女たちが「きれいは汚い、汚いはきれい」と言う場面が出てくるでしょう。あれですよね。あそこのところで問題にされているのが、それです。それは自己の問題です。自分というのは何だろうということと関わっている問題だと思います。
　阿保　教育を受けた学生たちが就職して現場に出るわけで

す。教育ではばい菌のあるなし、清潔というのはこういうことだと教わってはいるんだけれども、それだけではうまく患者さんの感染を防止することはできないんです。人間にとっての身体というのは何なのかということがよくわかっていないと。たぶん今教育でやられていることだけでは、患者さんを感染から守ることができないんじゃないか。そこで、やっぱり看護には身体論がないとだめなんだよなと思ったこともあります。

　三浦　それは非常によくわかるし、大変重要な問題だと思いますね。しかも、その場合に、阿保さんがおっしゃっているようなかたちで、患者さんの身になるということ。その場合、すでに身ということで、身体ということが入ってくるわけですけれども、それがすごく難しいということですよね。すごくやさしい面とすごく難しい面と両方あるということ。

　人間は同情することができるから、同情して、その人の身になるということはできる。だけど、さっきおっしゃっておられた調査で、意識調査ではわからなかっただろうというのは、看護師さんであっても自分の身体に関しては知らないことばかりだということですよね。

　阿保　そうです。

　三浦　自分が無意識のうちにどう考えているかとか、自分の体がどう反応しているかということは、管理できていないのが普通なんだということです。阿保さんがアンケートではなく観察したほうがいいとおっしゃったのは、そのことを押さえていたからですね。まさに的確な判断でした。つまり、自分でも自分のことがわかっていないのが人間なんだということですから、それを自覚することが重要ではないでしょうか。

看護師さんは全員、手を洗う時に意識していなかったと思います。その意識していないことが重大で、体に聞いてみたほうが早いということがある。でも、体に聞くということは難しいことでもありますね。

「体に聞く」という技術

　阿保　難しいですね。例を挙げると、ベテランの看護師さんがやる手術後の清拭があります。手術した後って、背中が消毒液やら滲出液やらで濡れて気持ち悪いですし、夜中は痛みやら動けないやらで背中にびっちり汗をかくんです。それで翌朝、必ずパック清拭という、背中から腰にかけて清拭するんですね。若い看護師は、汗をかいているから「拭く」だけなんですが、ベテランの看護師さんになると、必ずそこで何か別のこともやっているんです。こうやって拭きながら、あるところをマッサージしたりとか、自ずとやっているんです。「何やってるんですか」と聞くと「マッサージしてる」と。つまり、この患者さんの体を拭いた時に、どこらへんに力が入っていたりとか、どこら辺が凝っているのかということがわかるんですって。〈あ、この患者さんはゆうべ、これだけの苦痛を味わったな〉というように、その患者さんが夜中にどんなふうに苦痛があって、寝返りをしたいのにやれなかった、こっちにしたかったけどできなかったとか、暑いとか、寒いとか、体を固くしてある部分をかばっているとか、そのありさまがよくわかるって言うんですね。

　三浦　驚きますね。

　阿保　背中に触れて拭いている時に、その硬さによってわか

る。だから、〈あ、ここがたぶんいちばんつらかっただろうな〉と思って、一所懸命マッサージして、ということをやる。それが要するにケアなんだと、妙に感動するわけです。

　三浦　すごいですね。それって、本当の触診ですね。

　阿保　触診なんですよ。

　三浦　本来的な触診そのものですね。ただ、内臓がどんなふうになっているか、さわってわかるというのではなくて。

　阿保　そうではない。その患者さんの過ごし方がわかるというんですね。そういう「わざ」というのがちゃんとあったと思うんですね。それが何でこんなふうに今は衰退しているんだろうかと思ってしまいます。現場の実践の中で、別に意識しないでも、自分の中で看護のケアの方法を編み出していったんだろうと思うんですけれどもね。そこら辺は、身体論をきちんともって教育しないと、技術だっていいものにはならんなという気がしていて…。

　三浦　身体というのが〈意味〉だということが非常によくわかりますね。身体は物質である以上に〈意味〉なんだというか、それは〈心〉なんだと言ったほうがいいかもわからない。

　阿保　技術に関しては、以前、『国分アイのナーシングアート』（医学書院）という、私の先生の技術がどういうものかというのを紹介して、それはどんな意味があるんだろうかということを書いたんです。もともとは、どんな思想みたいなものが看護の技術の中に横たわっていたのかを知ろうとしたものなのですが、そういうものはあまり読まれないみたいです。

　三浦　そうですか。読んでわかるということが難しいところなのでしょうね。

阿保　わかりにくいです。ただ、わかるように努力しないといけないと思います。

　先生から今日、いろんなことをお聞きして勉強しようと思ったんですけれども、逆にいろんなことをもっときちんとやってみないといけないよという宿題をいただいたような気がいたします。

三浦　でも、すごく面白い領域ですね。阿保さんの最後の話は、たぶんビデオみたいな媒体でなければ完全にはとらえられないでしょうね。おそらく文字でないほうがいいと思う。それはこれからすごく求められると思います。つまり、看護師さんには、頭脳ではなく身体的に習得しなければいけない技術があるということでしょう。

阿保　そうですね。

三浦　理屈だけでは済まなくて、指先でわかることとか、視線でわかることとか、表情でわかることとか、体の姿勢でわかることとか、いっぱいあると思う。眼とか、耳とか、鼻とか、全部の器官を使って動かなければいけないわけです。看護技術における看護する人の身体の用い方というのは、ものすごく重大な問題ですが、それはそのまま人間というものの身体のありようを発見していくことにつながるでしょうね。ともて重要なことだと思います。

　＊初出、原題「〈インタビュー〉身体の生成・身体の認識・身体のつながり」Quality Nursing, 10(12):13-25, 2004

あとがき

　「看護の基礎学としての身体論を！」と思い始めてからずいぶん時間がたってしまいました。統合失調症急性期の看護ケアのあたりから思い続けて、足掛け20年になります。正確に言えば、専門学校で看護技術を教えなくてはならなくなったときから、身体への関心は芽生えたのかもしれません。25歳で専門学校の教員になった私が当時思っていたのは、「どうでもいいようなこの看護手順とやらは、必要なの？」でした。今でも冷や汗が出てきます。

　過ぎた年を数えると気が遠くなってしまいそうです。「身体」の問題は、他の学問領域で語られてはいましたが、哲学的で、難解な用語が多く、うまく咀嚼できないことも事実でした。嚙み砕くことができても、それは、私自身の興味関心の領域にとどまってしまい、それ以上思考が進んでいかない時期が長く続いたような気がします。

　統合失調症の急性期状態にある人々との出会いは、人というもののわからなさをつきつけました。哲学や人類学、社会学、そして精神病理学との出会いは、このわからなさを考えていく導きの糸になりました。彼らから見える世界があるということに気づいていきました。そして、偶然にも、というよりは必然であったのかもしれませんが、重度認知症の人々の世界へと足を踏み入れました。そこで見たことは、衝撃的でした。統合失調症と同じように、認知症の人々から見える世界があるのです。ネガティブな意味での衝撃ではありません。認知が障害さ

れても、彼や彼女たちは新しい世界を創っているという、人間の可能性に対するポジティブな衝撃でした。しかし、それは一見すれば不思議な言動に彩られた不思議な場面のパレードのようでした。

　どれもこれもがおもしろく、人の奥深さに魅せられました。そして、どれもこれも人の身体の不思議さへと自分を引きずりこんでいくものでした。その世界に没頭し、無我夢中でその世界をわかろうと走ってきたように思います。管理職になり、そういった魅惑的な世界への没入は一時中断されました。それにとどまらず、病も得ました。しかし、それがきっかけになりました。もう1つのきっかけは、現在の世の中の情勢です。切迫感にかられました。先に進まなくなっている思考に揺さぶりをかけなくてはいけないと思うようになりました。

　どれだけ先に進んだかと問われれば、堂々と言葉を返すことにためらいを感じもします。今の私にとっては精一杯、という言い方が適切です。ご一読願えればうれしいですし、存分に批判していただいて、身体論が精錬されていくことを願います。

　本書は、書き下ろしもありますが、多くは過去に発表した論文や記事を加筆したり改稿したりしたものです。終章として、三浦先生のお許しを得て10年前のインタビューの記録を加えました。汲めども尽きぬ座談から、看護学への期待とともに、励ましと勇気をいただいたことを忘れません。この経験が、身体に対する問題意識のはじまりから本書に至るまでの取り組みを支えてくました。ちなみに、これが掲載されたのはQuality Nursing誌の最終号でした。その後、いわゆる総合誌が姿を消していき、看護界では、このような記事を目にすることがなく

なりました。時代の変化と言えばそれまでですが、寂しく思うのは私だけでしょうか。

　最後になりましたが、すべての原稿に目を通し、私のところどころ斑(まだら)になっている記憶を補い、思考の矛先を定めて進むことができるよう促してくれた、もっとも信頼を寄せる編集者であるすぴか書房の宇津木利征氏にお礼を申し上げます。本書は、宇津木氏との二人三脚で出来上がったというより、彼は本書の杖であり、あるときには足そのものであったとさえ思います。再度、深謝します。

　本書が、看護実践の拠って立つ看護学の基盤とならんことを祈ります。

2015 年 5 月 15 日
黄緑色に輝くブナの木をぬらす雨を眺めながら

著者
阿保 順子（あぼ じゅんこ）

略歴：1970年日本赤十字中央女子短期大学卒業。慶応義塾大学通信教育部にて哲学を、弘前大学大学院人文科学研究科にて文化人類学を学ぶ。日本赤十字中央病院、弘前市立病院にて看護師。厚生病院附属高等看護学院教員、弘前大学医療技術短期大学部非常勤講師等を経て、1993年北海道医療大学看護福祉学部教授。2010年長野県看護大学学長（〜2014年）。現在は、北海道医療大学大学院看護福祉学研究科特任教授。長野県看護大学名誉教授。

主著：『精神科看護の方法；患者理解と実践の手がかり』（医学書院, 1995）『国分アイのナーシングアート』（共著, 医学書院, 1997）『統合失調症急性期看護マニュアル』（編著, すぴか書房, 2004. 改訂版, 2009）『痴呆老人が創造する世界』（岩波書店, 2004. 現在は『認知症の人々が創造する世界』岩波現代文庫）『境界性人格障害患者の理解と看護』（共著, 精神看護出版, 2008）『精神看護という営み；専門性を超えて見えてくること・見えなくなること』（批評社, 2008）『認知症ケアの創造；その人らしさの看護へ』（共著, 雲母書房, 2010）『回復のプロセスに沿った精神科救急・急性期ケア』（編著, 精神看護出版, 2011）

☆

2015年7月1日　初版第1刷発行

身体へのまなざし
ほんとうの看護学のために

著者　阿保順子

編集及発行者　宇津木利征

発行所　有限会社すぴか書房
〒351-0114 埼玉県和光市本町2-6 レインボープラザ602
電話 048-464-8364　FAX 048-464-8336
http://www.spica-op.jp
郵便振替口座 00180-6-500068

印刷・製本　中央精版印刷株式会社
用紙　本文：メヌエットライトクリーム
　　　見返し：タントH-70

＊本書の全部または一部を無断で複写複製することは、著作権法上での例外を除き、禁じられています。複写を希望される場合は、必ずその都度事前に、発行者(所)に連絡して許諾を得てください。スキャニング、デジタル化は一切認められません。

© 2015, Printed in Japan
ISBN978-4-902630-24-4

★すぴか書房の本

統合失調症急性期看護マニュアル 改訂版

阿保 順子 佐久間えりか 編著

統合失調症急性期看護の「なぜ」「何のために」「どうする」を、阿保の"精神構造"理論が明快に説き明かす。わかれば、できる！ マニュアル編（状態別ケアプラン）では、精神構造の解釈から導かれた看護方針のもと、具体策が系統的に示される。

B5判 175頁 2色 2,400円 （本体価格）

暴力と攻撃への対処　精神科看護の経験と実践知

岡田 実 著

患者の暴力という非常事態への対処を、精神科救急・急性期の看護介入技術として解明した研究。リスクマネジメント以前に看護師として自問自答しつつ、先輩看護師の臨床経験に学び、実践を克明に描く。新たな実践知の創出に向けて。

A5判 200頁 2,600円 （本体価格）

看護をとおしてみえる
片麻痺を伴う脳血管障害患者の身体経験

山内 典子 著

突然発症し救命された脳血管障害患者は以前とはまったく異なって感じられる自らの身体と向き合う。回復に向かう急性期、彼らが生きる世界はどのようなものなのだろうか。著者は看護するなかで患者の言葉に耳を傾け記録した。その意味をハイデガーやメルロ＝ポンティを媒介に考察、看護に直結する知として結実させた画期的研究！ 田中美恵子の解説、「解釈学的現象学がひらく臨床看護研究の地平」を収める。

A5判 207頁 3,000円 （本体価格）

★すぴか書房の本

ケアリング プラクシス
マーガレット ニューマン拡張する意識としての
健康の理論と看護実践・研究・教育の革新

キャロル ピカード　ドロシー ジョーンズ　編著
［監訳］遠藤恵美子　　A5判　341頁　4,500円〈本体価格〉

　　　理論的であることは、すなわち実践的である。理論がケアリン
　　グあふれる実践を導き、探求への問いとなり、変革のプロセス
　　を導く、理論・研究・実践の統一体がpraxis。ニューマン理論
　　の神髄が学べるプラクシスの実例集。ニューマンとJ.ワトソン、
　　C.ロイがケアリングと理論の展望を語り合った記録を収載。

あるケアのかたち　病むことの怒りと悲しみ

鈴木 正子　著　　A5判　167頁　2,400円〈本体価格〉

　　　看護の核心＝ケアそれ自体の意味と価値をつかみとるために、
　　ひたすらに実践された"ケア面接"という方法による研究の記録。
　　人は悲しみを悲しむことによって癒される。平山正実(精神科医、
　　死生学)との対談を付す。ケア的なるものを擁護するために放た
　　れた、熱き一冊。第4回日本医学哲学・倫理学会賞受賞。

自殺の看護

田中美恵子　編　　A5判　231頁　2,800円〈本体価格〉

　　　精神科や救命救急に限らず、看護は自殺と遭遇することの多い職
　　業である。未遂者や自殺の危険(うつ病、希死念慮、自傷行為…)
　　を抱えた患者とも直接かかわる。タブーにとどめず、総合的に
　　立ち向かうべき課題として"自殺看護学"を標榜した初めての本。
　　看護師個別の経験および看護管理支援の実例を多数収録。

★すぴか書房の本

グループ回想法実践マニュアル

梅本 充子 著　　　　　B5判　127頁　2,000円（本体価格）

高齢者介護予防、サクセスフルエイジング、世代間交流、健康な地域づくりに貢献するグループで行なう回想法のてびき。専門家による認知症の療法でなく、地域活動として楽しく有意義に実践するために。巻末の"実践事例集"は読むだけでも楽しい。

コラージュを聴く　対人援助としてのコラージュ療法

山本 映子 著　　　　　A5判　159頁　2,400円（本体価格）

著者のコラージュの原点は精神科病棟でのレクレーション療法でのSさんとの出会いであった。以来、治療よりも同行（どうぎょう）する援助者として多くのケースとかかわる。彼らの実に多彩な作品例を紹介しつつ「コラージュの声を聴く」方法を説く。

本心と抵抗　自発性の精神病理

笠原 敏雄 著

　　　　　四六判（縦組・上製）　301頁　2,800円（本体価格）

従来説（ストレス、心的外傷、精神分析、脳の病変等）では解けない人間に特有な心因反応の仕組みを追究。「本来の人間は、動物とは比較にならないほど高度な能力や徳性や自発性を持っているし、自らを向上させようとする意志も抜きがたく持っています。にもかかわらず、専門家も非専門家も、ストレスなどという単純きわまりない機械的原因論で満足し、そこから一歩も出ようとしないのは、なぜなのでしょうか」（著者）

★すぴか書房の本

看護師が行なう
2型糖尿病患者の療養支援

多留ちえみ　宮脇郁子　著

糖尿病の療養に必要な自己管理行動を継続することは本人の生活にどのように影響しているのか、「患者に尋ね、教えてもらう」方法に徹した研究が重ねられた。食べることの重い意味を知り、慢性看護の本質が問い直される。「看護師が行なう」支援とは何かを具体的に明確にした看護専門書の誕生。

B5判　173頁　2色　3,700円（本体価格）

高齢者のせん妄　安心を届けるケアと介護の心得

守本とも子　編

高齢者はせん妄を起こしやすい。しかし、「安心をとどける」ことによって速やかに経過させることができる。観察力をつけ、適切な対処法を知れば介護者も安心できる。高齢者と接する上で必ず役に立つ心得を説き、ケアの実際を伝える。

A5判　141頁　2,000円（本体価格）

精神科における
病的多飲水・水中毒のとらえ方と看護

木村英司　著

20年の経験と思索が詰まった臨床看護研究の成果。水中毒状態の患者の中では何が生じているのだろうか？　多飲水行動によって患者が必死に訴えているものは何か？　実践と研究の試行錯誤を経て、納得できるケアの論理に到達するまでのプロセス。

A5判　127頁　1,900円（本体価格）